备孕怀孕胎教产检

一看就懂

中国优生科学协会学术部◎主编

U0376300

吉林科学技术出版社

图书在版编目（ＣＩＰ）数据

备孕怀孕胎教产检一看就懂 / 中国优生科学协会学
术部主编. -- 长春 ： 吉林科学技术出版社，2018.9
ISBN 978-7-5578 3576-7

Ⅰ．①备… Ⅱ．①中… Ⅲ．①妊娠期－妇幼保健－基
本知识②胎教－基本知识 Ⅳ．①R715.3②G610.8

中国版本图书馆CIP数据核字(2017)第296055号

备孕怀孕胎教产检一看就懂

BEIYUN HUAIYUN TAIJIAO CHANJIAN YI KAN JIU DONG

主　　编　中国优生科学协会学术部
出 版 人　李　梁
责任编辑　孟　波　端金香　宿迪超
封面设计　长春创意广告图文制作有限责任公司
制　　版　长春创意广告图文制作有限责任公司
开　　本　710 mm×1 000 mm　1/16
字　　数　240千字
印　　张　15.5
印　　数　1-7 000册
版　　次　2018年9月第1版
印　　次　2018年9月第1次印刷

出　　版　吉林科学技术出版社
发　　行　吉林科学技术出版社
地　　址　长春市人民大街4646号
邮　　编　130021
发行部电话/传真　0431-85635176　85651759
　　　　　　　　　　85635177　85651628
　　　　　　　　　　85652585
储运部电话　0431-86059116
编辑部电话　0431-85610611
网　　址　www.jlstp.net
印　　刷　长春百花彩印有限公司

书　　号　ISBN 978-7-5578-3576-7
定　　价　45.00元

俗语云：十月怀胎，一朝分娩。在这漫长的10个月的孕育过程中，孕妈妈们都有对幸福的期待、对未来的憧憬。同时，也会对自己孕期生活充满疑惑和忧虑：自己和胎宝宝的变化、怀孕了该注意什么、怎么吃才能给胎宝宝提供最充足的营养、胎宝宝发育得好不好、需要做哪些检查、孕吐时怎么吃、怎样对胎宝宝进行胎教……不用上百度，你所关心和疑惑的问题都能在本书里找到妇产专家的解答。

本书让孕妈妈在轻松了解孕期知识的同时，心情愉快。孕妈妈可以一边学习知识，一边欣赏书中精心挑选的图片，通过学习清楚自身每一阶段的变化和每一处细节，可以帮助孕妈妈与胎宝宝一起顺利地度过整个孕产期。

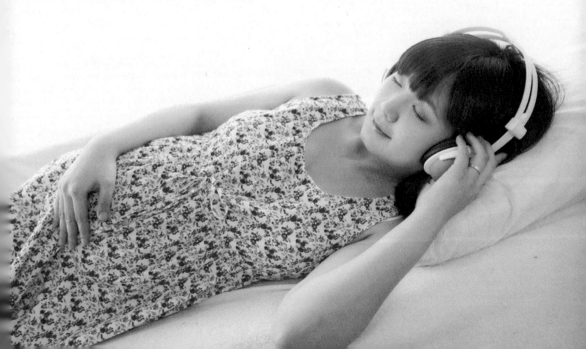

PART 1
孕1月·悄悄到来的小生命

第一节 孕1周 准备怀孕

你准备好了吗…………………… 18
远离不利于受孕的食物………… 19
待孕妈妈要做哪些检查………… 20
培养优质的精子………………… 21
培养优质的卵子………………… 22
掌握受孕诀窍…………………… 23
受孕是胎教的第一步…………… 24

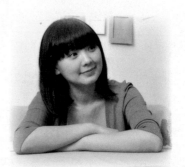

第二节 孕2周 精子和卵子的结合

制作一张基础体温表…………………………… 25
加速营养进补…………………………………… 26
了解怀孕的征兆………………………………… 27
让受精卵安全"着陆"…………………………… 28
了解胎教………………………………………… 29

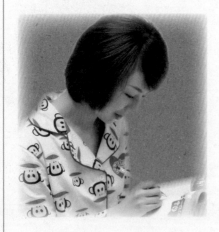

第三节 孕3周 受精卵正在分裂

孕妈妈生活全面展开……… 30
孕妈妈如何防辐射………… 31
记录重要的孕期数据……… 32
孕妈妈用药需谨慎………… 33
做些缓解疲劳的简单运动… 34
准备好胎教需要的物品…… 35

第四节 孕4周 胎儿经由绒毛组织吸收养分

营造舒适温馨的环境…………… 36

享受插花生活　休闲时光…… 37

了解遗传的秘密　孩子会

像谁………………………… 38

现代诗歌欣赏《再别康桥》… 40

音乐欣赏《鳟鱼》…………… 41

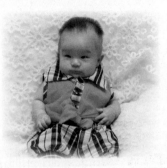

PART 2
孕2月·开始有早孕反应

第一节 孕5周 胎儿心脏开始跳动

如何检测自己怀孕了……………………………………… 44

快来算算宝宝的出生日………………………………… 45

早孕反应知多少…………………………………………… 46

应对早孕反应的方法…………………………………… 47

孕早期要避免性生活…………………………………… 48

送给宝宝一份爱的礼物——怀孕日记………………… 49

第二节 孕6周 胎儿快速发育

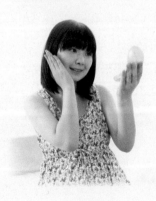

温水洗澡，缓解烦躁…………… 50

胎宝宝最爱的食物……………… 51

防止孕早期流产………………… 52

有些化妆品要避免使用………… 53

现代诗歌欣赏《面朝大海，

春暖花开》……………………… 54

第三节 孕7周 胎儿心脏完全形成

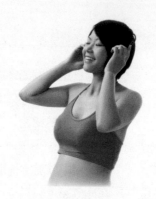

看似卫生的错误习惯·········· 55

孕妈妈要避免剧烈运动········ 56

孕妈妈这样饮水才健康········ 57

谨防孕早期异常妊娠·········· 58

怎么做音乐胎教·············· 59

第四节 孕8周 手臂和腿部开始细分

给胎宝宝一个安静的环境················· 60

孕早期爱美也是一种胎教················· 61

名画欣赏《向日葵》······················ 62

音乐欣赏《高山流水》····················· 63

PART 3
孕3月·平安度过孕早期

第一节 孕9周 胚胎可以称为胎儿了

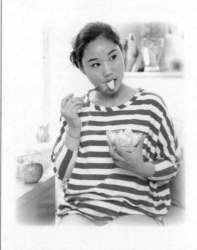

为什么选择孕妇奶粉 ·········· 66

如何挑选孕妇奶粉 ············ 66

准生证办理知多少 ············ 67

孕妈妈缓解抑郁小妙招 ········ 68

孕妈妈,你的睡眠还好吗 ······ 69

要调整自己的起居生活习惯 ··· 70

名画欣赏《阿尔夜间的露天

咖啡座》 ···················· 71

第二节 孕10周 胎儿大脑发育迅速

孕期不可任意吃酸 ································· 72

解决孕妈妈的便秘烦恼 ····················· 73

脑黄金DHA知多少 ···························· 74

去医院建立怀孕档案 ························· 75

音乐欣赏《爱之梦·降A大调》 ············· 76

第三节 孕11周 胎儿迅速成长

孕期早餐很重要 ······························· 77

孕妈妈吃水果有讲究 ························· 78

维生素D的重要来源 ························· 79

产检时间要知道 ······························· 80

名画欣赏《拾穗者》 ··························· 81

第四节 孕12周 孕早期要结束了

营养食谱推荐 ·································· 82

击退妊娠纹的小妙招 ························· 83

激动人心的第一次产检 ····················· 84

解读产检报告 ·································· 85

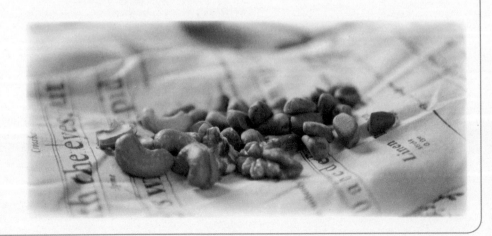

PART 4
孕4月·最舒适的阶段

第一节 孕13周 孕中期开始了

这些食物要慎食 ································· 88

日常生活中的孕妈妈动作姿势要点 ··········· 89

孕妈妈的美丽计划 ··························· 90

音乐欣赏《仲夏夜之梦》 ······················· 91

第二节 孕14周 可以区分胎儿性别

选对内衣，穿出健康与美丽 ··················· 92

职场妈妈巧搭上班装 ························· 93

孕妈妈，你补钙了吗 ························· 94

孕期是否一定要禁欲 ························· 95

有趣的对联欣赏 ····························· 96

第三节 孕15周 胎盘完全形成

了解腹部疼痛的原因 ························· 97

孕妈妈乳房保养方案 ························· 99

减压手指操　月亮船 ······················ 100

孕妈妈补碘三大攻略 ······················ 102

第四节 孕16周 胎儿的神经系统开始工作了

口腔保健，你做好了吗 ·········103

指甲透露着孕妈妈的健康信息 ···104

做好孕中期的体重管理 ·········105

一起来做孕妇操 ·············106

展开想象，跟宝宝说说话 ········107

PART 5
孕5月·能感受到胎动了

第一节 孕17周 宝贝，安心住下吧

锁住食物的营养·················110

预防胎宝宝贫血，补铁是关键 ···111

孕妈妈抽筋怎么办·············112

对付小腿水肿有妙招···········113

第二次产检：唐氏综合征

筛查·······················114

插花生活　水果兰花草·········115

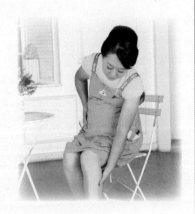

第二节 孕18周 胎儿心脏跳动更加活跃

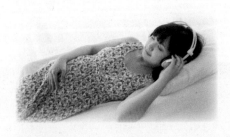

腰酸背痛怎么办············ 116

第三次产检··············· 117

阴道出血别惊慌··········· 118

避开胎教的误区··········· 119

黏土手工　萝卜·········· 120

第三节 孕19周 胎儿的表情变丰富了

孕妈妈鼻出血莫紧张··························· 121

孕中期的饮食指导··························· 122

给胎宝宝取一个小名··························· 123

远离这些食物··························· 124

寓言故事《断尾的狐狸》··························· 125

第四节 孕20周 感觉器官快速发育

孕妈妈将免疫抗体传送给胎宝宝················· 126

胎动的感觉真奇妙……………………………………127

胎动规律早知道………………………………………128

学会数胎动，监测胎宝宝的健康……………………129

学习测量宫底高………………………………………130

腹胀严重的调理方法…………………………………131

PART 6
孕6月·保持愉悦的心情

第一节 孕21周 消化器官逐渐发育

孕妈妈怎样吃能减少热量的摄取……………………134

记忆力下降别担心……………………………………135

告别孕期抑郁症………………………………………136

孕妈妈玩折纸…………………………………………137

填色游戏　老鼠………………………………………138

第二节 孕22周 胎动更频繁了

进补要适当……………139

巧吃水果护牙龈………140

远离妊娠糖尿病………141

血容量迅速增加，补铁要

跟上……………………142

名画欣赏《泉》………143

第三节 孕23周 胎儿的牙齿开始发育了

孕妈妈的重要营养素——维生素……………………144

孕妈妈身体清洁有讲究………………………………145

用药一定小心谨慎……………………………………146

和准爸爸一起享受美食………………………………147

第四节 *孕24周 胎儿超过500克了*

孕妈妈头发护理别忽视 … 150

胎宝宝经常和妈妈交流 … 151

孕期痔疮，可以没有…… 152

巧做家务保安全……… 153

缓解孕期情绪，丈夫按摩

有奇效……………… 154

胎教故事《老苏坦》 … 155

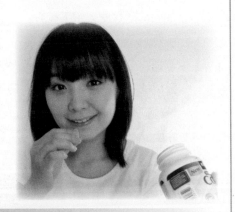

PART 7
孕7月·胎动越来越强烈

第一节 *孕25周 子宫逐渐被填满*

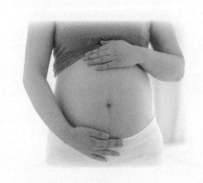

健脑食物知多少………… 158

逛街牢记安全准则……… 159

腹式呼吸助孕妈妈好

心情………………… 160

孕妈妈坚持两少一多…… 161

音乐欣赏《One Summer's

Day》……………… 162

第二节 *孕26周 胎儿肺泡开始发育*

糖类——胎宝宝的热能站……………………… 163

保护孕妈妈的脚……………………………… 164

饮食消水肿，安全又有效…………………… 165

练习拉梅兹呼吸法…………………………… 166

雕塑欣赏《抱鹅的少年》…………………… 167

第三节 孕27周 胎儿的眼睛可以睁开了

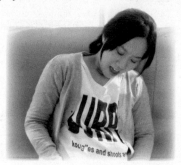

拍摄孕期写真，留下美好
回忆·················· 168
孕妈妈小心孕期瘙痒症········· 169
警惕妊娠高血压综合征········· 170
妊高征患者的饮食原则········· 171
名画欣赏《干草车》··········· 172

第四节 孕28周 胎儿大脑迅速发育

击退静脉曲张，重塑美腿················· 173
看孕妈妈腹形，知胎宝宝健康··············· 174
发生假性宫缩时莫紧张··················· 175
生活琐事需注意······················· 176
第四次产检：排除妊娠糖尿病··············· 177

PART 8
孕8月·身体越来越笨重

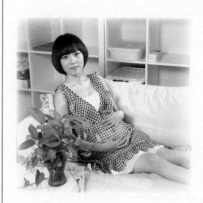

第一节 孕29周 进入孕晚期

孕晚期重点营养素·········· 180
这些症状要注意··········· 181
深呼吸，缓胸闷··········· 182
腹部为什么会发硬·········· 183
黏土制作 草莓··········· 184
名画欣赏《梦》··········· 185

第二节 孕30周 胎儿生殖器更明显

动手布置未来的儿童房…… 186
营养师的贴心建议………… 187
缓解孕晚期的胃灼热 188
什么是前置胎盘………… 189
近视孕妈妈的护眼秘籍…… 190
音乐欣赏《蝴蝶》………… 191

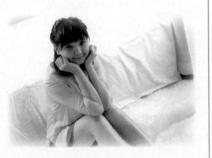

第三节 孕31周 胎儿生长速度开始减慢

宝宝长大会像谁 ………………………………………… 192
孕妈妈抗过敏秘籍 ……………………………………… 193
要注意心理保健 ………………………………………… 194
哪些事情要停止做了 …………………………………… 195
胎动减少了 ……………………………………………… 196
名画欣赏《农民的婚礼》 ………………………………… 197

第四节 孕32周 活动空间越来越小

悉心养护，预防早产 …………………………………… 198
孕晚期尿频滴答滴 ……………………………………… 199
粗粮虽好，但不宜多吃 ………………………………… 200
趣味手指操　大瀑布 …………………………………… 201

PART 9
孕9月·离宝宝出生越来越近

第一节 孕33周 胎儿能排出尿液了

第五次产检 注意妊娠高血压综合征 ………………………… 204

提前掌握早产的征兆·····································205

这些事情应提前安排·····································206

孕晚期运动操···207

拼捏画　燕鱼···208

第二节 孕34周 头部开始朝向子宫颈

应对孕晚期疼痛·······································209

脐带绕颈不可怕·······································210

如何自我检测孕期抑郁症·······························211

平复心绪的深呼吸训练·································212

名画欣赏《小园丁》···································213

第三节 孕35周 准备分娩用品

孕妈妈自我心理调适···································214

判断羊水多与少·······································215

选择分娩的医院·······································216

补锌有助于孕妈妈分娩·································217

学习拉梅兹分娩镇痛法·································218

音乐欣赏《小夜曲》···································219

第四节 孕36周 胎儿器官发育成熟了

谨慎预防羊水早破········220

列一张宝宝专属物品

清单·················221

不必恐惧会阴侧切术·····222

顺产如何避免会阴侧切···223

正确对待分娩痛·········224

插花生活　马蹄莲········225

PART 10
孕10月·终于等到这一天了

第一节 孕37周 胎儿形成免疫能力

坐骨神经痛的来袭·······················228

你是高龄产妇吗·······················229

分娩产程·······················230

粘贴画手工　美丽的蝴蝶·······················233

第二节 孕38周 已是"足月儿"

准备孕妈妈待产包·········234

自然分娩好处多···········235

可能无法避免的剖宫产······236

了解无痛分娩···········237

趣味猜谜语···········238

第三节 孕39周 离分娩越来越近了

待产过程中孕妈妈要做的事·······················239

临产前的准备运动·······················240

准爸爸助产，孕妈妈放松减压·······················241

名画欣赏《小淘气》·······················242

第四节 孕40周 结束所有的辛苦等待

易被忽略的临产信号·······················243

听懂助产医生的话·······················246

音乐欣赏《水上音乐》·······················247

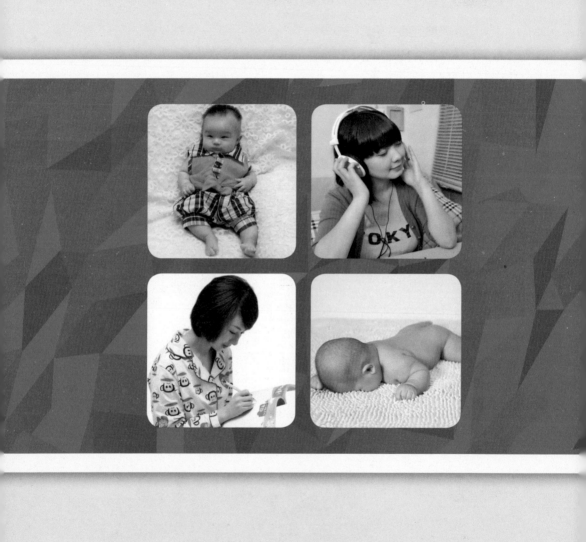

PART 1

孕1月·

悄悄到来的小生命

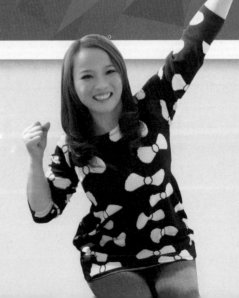

第一节 孕1周 准备怀孕

这一周的待孕妈妈还没有怀孕，实际上这一周正是待孕妈妈末次月经进行的时候，卵巢上一个月排出的卵子没有受精，自行衰退了，引起子宫内膜的脱落流血。在激素的作用下，卵巢又开始准备释放另一个卵子。放松心情，以平和的心态去面对即将到来的天使，准备受孕吧！

你准备好了吗

从今天开始，你即将进入我们常说的"十月怀胎"阶段。但此时，你还不是真正意义上的孕妈妈，因为排卵前的两周是身体为卵子和精子结合做准备的时间，是为孕育小生命打基础的阶段。

●280天的幸福孕期●

从一个卵子遇到精子到娩出胎宝宝，整个过程是266天左右，但我们通常以280天或40周来计算，这是从最后一次月经周期的第一天开始算起。每4周记作1个孕月，通常37周后可称为足月。

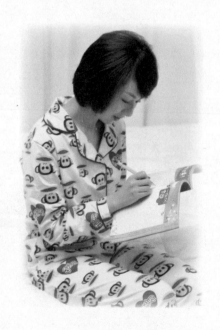

●重视准爸爸的心理变化●

即将晋升为准爸爸，心理上承受的压力并不小于待孕妈妈。因此，在孕育宝宝之前，帮助准爸爸做一些心理调节，给他一个倾诉的机会，并和准爸爸一起学习孕期知识，让他面对未来的280天时能够做到心里有数。你可以向有婚育经验的朋友、同事、亲戚请教并寻求帮助。

●做好财务预算●

孕产期的医疗花费、可能造成的收入减少、宝宝出生后的各种开销，这一切都需要夫妻双方精打细算，做好财务预算。可以和丈夫一起列出一个详细的开销单，并参考其他妈妈的建议，做到有备无患。

💡 远离不利于受孕的食物

有些食物大量或频繁地食用会影响妻子或者丈夫的生殖能力。要牢记平时少吃些，开始备孕了最好不吃。

•可乐•

可乐含有大量的糖和咖啡因，影响受孕能力，还可能影响男性的精子活力。

•含汞的鱼类•

譬如鲨鱼、旗鱼、金枪鱼等。每周吃的金枪鱼肉片不要超过2片(生鱼的重量是170克，煮熟后约是140克)，汞摄入过多对怀孕及孕期胎儿的发育十分不利。

•未熟透的肉•

未熟透的肉食可能携带弓形虫，一旦感染上，怀孕后容易引起胎儿畸形。

•酒精饮品•

如果你有饮酒的习惯，那就得做些调整了。下面是一些建议：戒酒或只是偶尔喝一点儿。目前较多的建议是每周只喝一两次，摄入不超过1或2个单位的酒精含量。

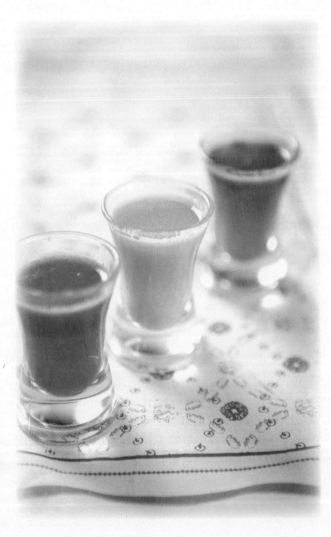

1个单位的酒精含量是指284毫升标准浓度的啤酒或果酒，1玻璃杯葡萄酒大约含2个单位的酒精量。酗酒或暴饮会损害到孕育中的胎儿。

⚕ 待孕妈妈要做哪些检查

为了自身和未来宝宝的健康，每一个准备要宝宝的待孕妈妈，都不要省略了孕前检查这道程序，以便及时发现自身健康存在的问题，及时治疗，以免延误孕育宝宝的时机。

•血常规•

明确是否贫血，若有贫血，要及时纠正，以免影响胎儿的生长发育。

•尿常规•

怀孕后肾脏负担加重，检查肾脏是否存在问题，以免危及孕妈妈的健康。

•妇科检查•

检查是否有导致胎儿流产或早产的危险。

•优生四项•

凡是家有宠物的待孕妈妈，还要进行特殊病原体的检测，如巨幼细胞病毒、弓形体、风疹、单纯疱疹病毒，排除易引起流产或畸形的可能。

•肝功•

怀孕后肝脏负担加重，需检查肝脏是否有问题，以免危及孕妈妈的健康。乙型肝炎病毒携带者在怀孕期间不会受到疾病的影响，但分娩或哺乳时可能使新生儿受到感染，因此，分娩后婴儿应立即接种免疫球蛋白和乙肝疫苗。

•血糖•

糖尿病是有可能给孕妈妈带来致命性影响的疾病之一。身患糖尿病的孕妈妈，患上高血压疾病的概率比普通人高4倍，而且胎儿有可能生长过大，给分娩带来困难。孕前血糖检查必不可少。

•染色体•

有遗传病家族史的育龄夫妇，要检查遗传性疾病，以免遗传给自己的宝宝。

•血压•

高血压会给孕妈妈和胎儿带来危险，高血压患者并非不能妊娠，但极易患妊高征，此项检查能排除妊高征的患病危险。

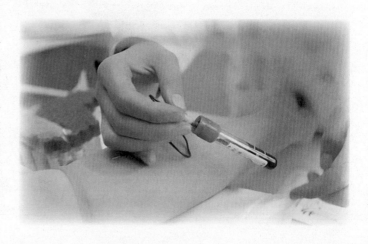

💡 培养优质的精子

精子从产生到成熟大约需要3个月的时间，所以准爸爸至少要提前3个月保护精子，为了宝宝的健康优秀，准爸爸，坚持一下吧!

●补益精子，让"小蝌蚪"活力十足●

保证精子的质量，男性要尽量避免接触高温环境，如蒸汽浴室、汗蒸房，不将笔记本电脑放在膝盖上，不将手机放在裤兜里。不穿紧身裤，不长时间骑自行车。不吸烟，少喝酒。男性的体重也不能过重，太胖会增加腹股沟的温度，不利于精子的存活。

体重指数(BMI)=体重（kg）/身高的平方（m²）	
正常范围	18.5≤BMI<24
体重超重	24≤BMI<27
轻度肥胖	27≤BMI<30
中度肥胖	30≤BMI<35
重度肥胖	BMI≥35

●注重合理饮食●

锌元素可以增加精子的活力，对精子的成熟和活动具有促进作用。可以通过食物摄取锌元素，如瘦肉、动物肝、蛋、乳制品、花生、芝麻、紫菜、海带、虾、海鱼、海参、红小豆、荔枝、栗子、瓜子、杏仁、芹菜、番茄等。

精神压力过大不利于精子的成长。当准爸爸感觉精神压力大的时候，可以做一些能够使自己放松的事情，如散步、听音乐、读书等。需要注意的是，受孕之前，夫妻性生活不可以过度，准爸爸需要节制性欲，也不要手淫。

培养优质的卵子

卵子生活在每个女性的身体中，看不见，摸不着，也感觉不到。但是不可小觑它在受孕中所起到的巨大作用。

•补益卵子，营养膳食•

卵子的质量与女性的身体和精神状态有着密切的关系。女性如果月经正常、身体健康、体重适当、心情愉悦，卵子就会拥有一个良好的生存环境，质量也会相对较高。

另外，合理的营养膳食对提高卵子的质量也有助益。建议在日常饮食中增加蛋白质、脂肪的摄入量，并多吃一些富含维生素的食物。

食　物	作　用
黑豆	可以补充雌激素，帮助子宫内膜和卵泡生长。将适量黑豆用清水浸泡12小时左右，然后用清水煮至熟透，可少放一点儿盐。从月经结束后第一天起，每天吃4～7颗，连吃6天。排卵期停止食用。
枸杞 红枣	可以促进卵泡的发育。直接用枸杞、红枣冲水，每天食用枸杞10粒、红枣3～5颗。

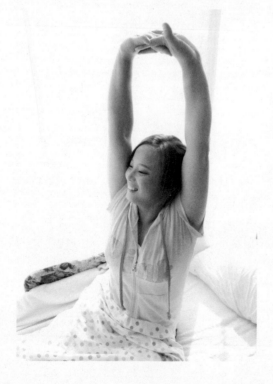

•放松心情，愉快受孕•

人在心情放松的情况下，体力、精神都处于较好的状态，性功能也不例外。所以，一定要保持愉悦的心情，因为甜蜜的夫妻关系永远是孕育健康宝宝最重要的基础。在同房的时候，精心布置一下房间，营造一点儿温馨浪漫的气氛，听一听悠扬的音乐都是可以放松心情的。

💡掌握受孕诀窍

怀胎十月，一朝分娩。孕育和诞生，既是一个甜蜜幸福的过程，也是一个让人惊心动魄的过程。为了让宝宝更加健康，夫妻双方需要掌握一定的受孕诀窍，预约一个优质宝宝。

● 选择最舒适的季节 ●

如果选择在3~4月份怀孕，此时正是春暖花开的季节，春季气候温和适宜，风疹病毒感染和呼吸道传染病较少流行。孕妈妈的饮食起居易于调适，这样可以使胎宝宝在最初阶段有一个安定的发育环境，也有助于防止畸形胎儿的产生。另外，日照充足是春季怀孕的又一个好处。在整个妊娠过程中拥有一个良好的日照条件，有利于胎宝宝骨骼的生长和发育，还能促进人体的血液循环，起到杀菌消毒的作用。

9~10月份怀孕，秋高气爽，气候温暖舒适，睡眠、食欲不受影响，而且秋季水果较多，对孕妈妈营养补充和胎宝宝大脑发育十分有利。预产期又是春末夏初，气候温和，有利于产后新妈妈的身体康复和乳汁的分泌。另外，进入冬季时，宝宝逐渐长大，可避开肠道传染病等多种疾病的流行高峰期。

● 最佳的受孕时机 ●

女性在每个月经周期中，易于受孕的时间仅5天左右。女性生殖细胞——卵子在输卵管里的寿命仅12~36小时。精子即便处在良好的宫颈黏液环境中也只能存活3~5天，受孕通常也只能发生在性交后的24小时里。因而，选择受孕时机是很重要的，应选择排卵期进行性生活。

小贴士

女性在性生活后，保持仰卧平躺姿势时，会有精液从阴道中流出。为了增加受孕概率，性交后女性可把双腿朝空中举起，或者在臀下方塞一个枕头，使身体处于一个臀高头低的状态。也可采取侧卧姿势，膝盖尽量向胃部弯曲。这样可以延长精液在阴道内的存留时间。

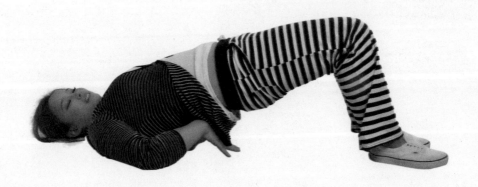

🔆 受孕是胎教的第一步

在享受夫妻生活的同时，准爸爸掌握适当的方法，就能如愿以偿地获得一个健康聪明的小宝贝。

●使用传统体位●

现在人们喜欢追求变化，连最私密的夫妻生活也不例外。其实在讲究刺激享受的同时，使用传统的男上女下姿势，对怀上健康的宝宝更有利。

这种姿势使阴茎插入最深，因此能使精子比较接近子宫颈。如果要加强效果，孕妈妈可以用枕头把臀部抬高，使子宫颈可以最大限度地接触精子。

●子宫后位如何更容易受孕●

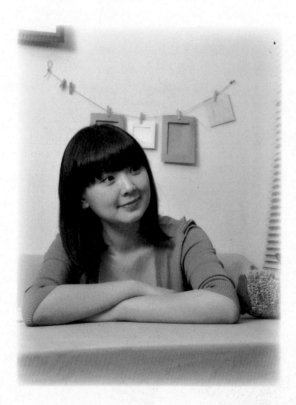

子宫后位的女性要加大受孕机会，可以采取特殊的性生活体位。

1. 夫妻生活时，在孕妈妈臀下垫适当厚度的枕头，使臀部抬高，让射入的精液向阴道后部集中。性生活过后继续抬高臀部卧床20~30分钟，最好在30分钟内不要排尿，以免精液外流，让宫颈口与精液充分接触，从而增加精子进入子宫腔的概率。

2. 纠正子宫后位，坚持每天侧卧、俯卧、跪起2~3次，每次30分钟，让子宫有一次前倾的机会。在月经期每天也应俯卧1次，因为这个时候子宫稍软，易于前倾。

3. 夫妻生活时，最好采取丈夫后位妻子跪式的姿势进行，有利于射入阴道的精液储留。

第二节 孕2周 精子和卵子的结合

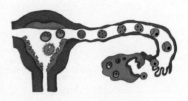

精子和卵子相遇结合之后，精子的尾巴就消失了，而头部却膨大了起来，它们形成了一个含有46条染色体的细胞，在这46条具有遗传基因的染色体中，23条来自父亲，23条来自母亲。在细胞核内，染色体互相缠绕、混合。几个小时后，这个细胞复制了被称作脱氧核糖核酸（DNA）的物质，并一分为二。从这时开始，生命便在宁静中慢慢舒展。

💡 制作一张基础体温表

基础体温测量是非常有效的测排卵日的方法，但需要坚持3个月才能比较准确地计算出排卵日。因此，准备怀孕的夫妻要早点儿着手，制作一张基础体温表，每天坚持在固定的时间测量。

•基础体温表图例•

月经周期为28天的情况下，从月经开始到排卵日，低温期持续14天（第14天为排卵日），排卵后高温持续14天，至下次月经来潮。

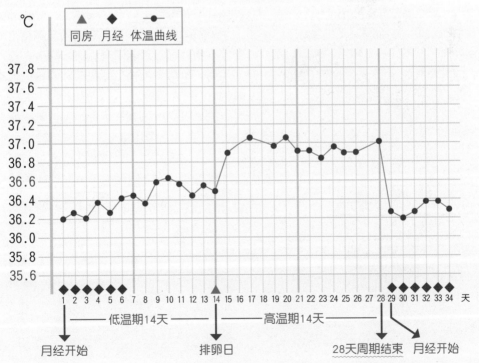

◎ 加速营养进补

膳食营养的关键是全面补充营养，合理搭配膳食，避免营养不良或营养过剩。虽然在怀孕的第一周，精子和卵子还没有真正地结合在一起，但在饮食上也不能马虎大意，一定要遵循全面平衡饮食的原则。

• 蛋白质不可少 •

受孕前后，如果糖类、脂肪供给不足，孕妈妈会一直处于饥饿状态，可能会导致胚胎大脑发育不良，影响胎宝宝的智商。尽量选择易消化吸收、利用率高的蛋白质，如鱼类、乳类、蛋类、肉类和豆制品，并且每天应保证摄取150克以上的主食。

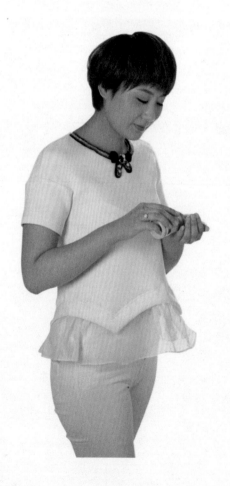

• 叶酸的重要性 •

叶酸是怀孕初期非常重要的营养成分。孕妈妈摄入叶酸不足时，容易发生贫血。怀孕期间多食叶酸，可以防治怀孕初期出现的胎宝宝神经缺损。因此，应从怀孕之前开始摄取叶酸，且因叶酸在人体内的停留时间有限，所以应该每天摄取。

叶酸含量丰富的食物包括：各种水果、大豆、黄绿色蔬菜、五谷杂粮等。保持饮食营养均衡就可以摄取到充足的叶酸。在摄取不足时，可以服用补充叶酸的保健食品或孕妈妈专用维生素。

世界卫生组织推荐孕妈妈每日叶酸摄入量为0.4微克，孕中期、孕晚期之后，每天补充0.4~0.8微克。叶酸不宜摄入过多，一旦过量摄入，会影响体内锌的吸收，因此，在补充叶酸的同时，注意补充锌元素。

💡 了解怀孕的征兆

•疲倦•

孕妈妈不再有足够的精力应付习以为常的活动。典型的表现就是下班后或在上班的时候，孕妈妈最想做的事就是睡觉。等到怀孕12周后，精神状态才会开始恢复。

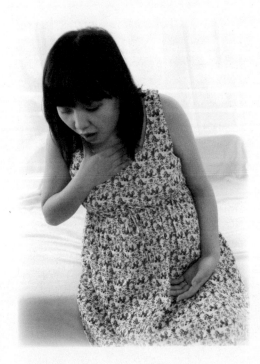

•恶心和呕吐•

有的孕妈妈在刚怀孕的时候就感到恶心，而大多数孕妈妈会在怀孕6~7周时才感到恶心，这种现象被称为早孕反应，在任何时间都会发生，常发生在早晨起床后，有恶心、泛酸、食欲缺乏等现象。或是轻微作呕，或是一整天都干呕或呕吐。早孕反应会在怀孕12~14周自行消失。

•乳房触痛和尿频•

孕妈妈会感到乳房有刺痛或刺麻的感觉，并且乳晕加深，乳房变得非常敏感，这种反应通常会在几周后消失。在怀孕的前几周，孕妈妈会特别频繁地想排尿，这是由激素改变造成的。

•月经没来•

是最明显的征兆，但有些与怀孕无关的原因也会导致月经不规律，比如紧张、疾病、体重较大的波动。胚胎着床时会造成轻微出血，多数女性常常会误以为是月经来了，一定要仔细分辨。

•出现感冒症状•

怀孕的征兆因人而异，很多女性会出现类似于感冒的症状，怀孕时体温会高于平时体温，同时会像感冒一样全身乏力，自觉发冷，并且这种情况在怀孕初期会一直持续。因此计划怀孕的女性一定要谨慎，不能随意用药，一定要去医院检查是否怀孕了。

💡 让受精卵安全"着陆"

停经后的6~8周如果出现腹部剧烈疼痛，并伴有不规则的阴道出血，应该及时就医，因为这可能是受精卵在宫腔外床引发的宫外孕。

● 受精卵开始着床 ●

卵子受精后即开始有丝分裂，并在分裂的同时向子宫腔方向移动。受精卵在输卵管内36小时后分裂为两个细胞，72小时后分裂成16个细胞，叫桑葚胚。受精后第四日，细胞团进入子宫腔，并在子宫腔内继续发育，这时，桑葚胚已分裂成100个细胞，成为胚泡，准备植入。胚泡可以分泌一种激素，帮助胚泡埋入子宫内膜。受精后第六日，胚泡开始着床。着床位置多在子宫上1/3处，植入完成意味着胚胎已安置，并开始形成胎盘，孕育胎宝宝了。

● 受精卵着床期的注意事项 ●

1. 不要任意服用药物。着床期间任意服用药物，有可能导致胎宝宝畸形。因此，着床期间若出现身体不适，应该立即去医院就诊，找出病因，及时诊治。

2. 着床期间应避免搬运重物或剧烈运动，做家务与外出次数也应尽可能减少。不可过度劳累，多休息，保证充足的睡眠，并应暂停性生活，以免造成意外流产。

3. 戒烟酒。着床期间饮酒会延缓胎宝宝的发育，减轻胎宝宝出生时的体重。着床期间吸烟会导致胎宝宝畸形，增加胎宝宝死亡率。因此，着床期间应该戒烟、戒酒。

小贴士

如果在性交时女性恰好排卵，而男性精子活动能力良好，一般在24~48小时即可受孕。受精卵正常着床是不会出血的，着床时女性没有任何感觉，而只有少部分人受精卵着床时，由于生理与体质问题出少量的血。

了解胎教

胎教有利于胎宝宝在智商、性格、感情、能力等方面的发育，有利于其出生后在人生道路上更好地发展。胎教的形式多种多样，孕妈妈采用多种胎教方法与胎宝宝进行沟通，有助于培养出健康、优秀的宝宝。

●语言胎教●

孕妈妈温柔的声音，准爸爸低沉的声音，都是胎宝宝的最爱。所以应经常与胎宝宝对话，让胎宝宝感受到生动的语言胎教。

●运动胎教●

适时、适当的体育锻炼可以促进胎宝宝大脑及肌肉的健康发育。

●音乐胎教●

通过健康的音乐刺激，可使孕妈妈从中获得安宁与享受，使胎宝宝心律平稳，对胎宝宝的大脑发育产生良好的刺激。

●美学胎教●

孕妈妈进行一些艺术类练习，如书法、绘画等，会提高自身艺术修养，并给胎宝宝创造更为安宁与舒服的生活环境。

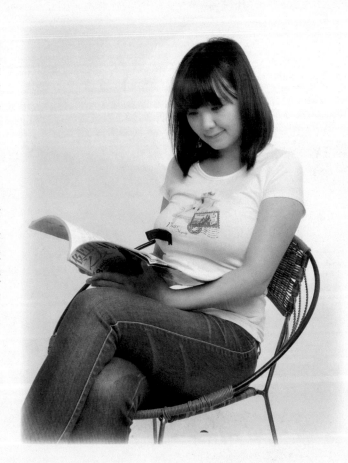

第三节 孕3周 受精卵正在分裂

精子和卵子结合在一起形成受精卵，受精卵有0.2毫米大小。受精卵经过3～4天的时间缓慢地运动到达子宫，在到达子宫时已经分裂成16个细胞，受精卵开始变大。在这个过程中由一个细胞分裂成多个细胞，并成为一个总体积不变的实心细胞团，称为桑胚体。受精卵将在子宫内自由地游荡3天，为着床做准备。

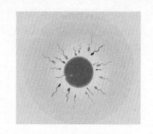

💡 孕妈妈生活全面展开

刚刚受孕但还不知道有没有成功的那段时间，心情总是忐忑的。有焦虑的情绪很正常，但过分焦虑也是会影响到受精卵着床的。因此你不妨把自己当孕妇看吧，但也不要表现得太明显，万一没怀上，却已经"满城风雨"，那会很尴尬。

● 饮食起居样样精通 ●

❗饮食

孕妈妈在这一阶段应多进食。膳食以清淡、容易消化吸收为宜，少吃油腻食物，吃饭时少喝饮料和汤。因为多数孕妈妈有早孕反应，恶心、呕吐及食欲缺乏是常见的现象，应注意休息，适当调节饮食，少食多餐，多吃新鲜蔬菜和水果、豆类及豆制品等。

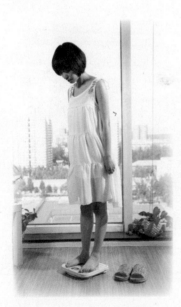

❗起居

有些具有浓烈香味的花草不宜摆放在孕妈妈的居室里，如茉莉花、丁香、水仙、木兰等，否则会影响孕妈妈的食欲和嗅觉；万年青、仙人掌等会引起皮肤过敏反应。此外，孕妈妈新陈代谢旺盛，居室需要充足的氧气，而有些花卉会夺走居室内的氧气并释放二氧化碳，对孕妈妈及胎宝宝的健康十分不利。

● 保持合理的体重 ●

在妊娠期间，孕妈妈要多摄取高热量、高动物蛋白类营养物质。妊娠末期，因母体组织间液体存储量增多，表现为体表可凹性水肿或仅表现为体重增加。严重水肿常常是妊娠高血压疾病低蛋白血症的初期表现，所以，孕妈妈要随时注意体重的变化情况。

孕妈妈如何防辐射

身在职场的孕妈妈所处的办公环境中，隐藏着不少看不见的污染，一些现代化办公设备所带来的辐射，不环保的装修材料导致空气污染，办公室空调常年开放，室内缺少自然通风，这些都可能成为女性怀孕的"拦路虎"。如何击退"拦路虎"，我们有办法。

•减少办公电脑的使用次数•

电脑在开机状态下，显示器散发的电磁辐射会对人的细胞分裂产生破坏作用。怀孕的最初3个月，是胎宝宝发育最快的关键时期，也是最脆弱的时期，最容易受到环境污染的侵害。其中电磁污染不容忽视。所以，孕妈妈在怀孕期间不宜长时间、连续不断地进行电脑操作，如必须操作，以半小时为宜，且注意和电脑屏幕保持适当的距离。

•远离复印机•

复印机是办公室辐射最大的办公用具。复印机在工作时会产生静电作用，释放有毒气体，使人头晕目眩。孕妈妈可以和领导协商，将复印机放在空气流通较好的地方，孕妈妈尽量少使用复印机，使用时，身体距离机器30厘米以上。

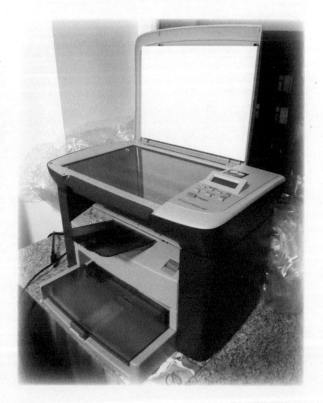

•使用空调也要定时开窗通风•

长期使用空调会让孕妈妈患上"空调病"，出现感冒、头晕、鼻塞等不良症状。因此，办公室要经常开窗换气、通风，保持空气新鲜，并每隔几小时到户外呼吸新鲜空气。

💡 记录重要的孕期数据

怀孕后，关于孕妈妈本身和胎宝宝变化的基本常识是一定要掌握的，这样有利于对十月孕期的整体把握。

内 容	时 间
最早验孕时间	排卵期同房后15天左右
早孕反应出现时间	受孕后40天左右
第一次产检	停经1个月后，或早孕反应出现时
全程产检时间	怀孕后1～3个月做第一次产检；4～7个月每月检查1次；8个月后每半个月检查1次；最后一个月每周检查1次
胎心音最早出现时间	怀孕6周
胎心音正常频率	每分钟120～160次
胎动出现时间	怀孕16～20周
胎动正常次数	每12小时30～40次，最低不少于15次
频繁胎动时期	怀孕28～34周
羊水深度	羊水的正常深度为3～7厘米，超过7厘米是羊水过多，低于3厘米是羊水过少
易发生自然流产时间	怀孕12周以内
易发生早产时间	怀孕28～37周
过期妊娠最大天数	14天。如果超过预产期14天还不生，就要人为终止妊娠

小贴士

　　每个人的体质不同，妊娠情况也不同。以上数据只是一般情况下的标准值，不代表特殊情况。因此，如果孕妈妈的情况与上述标准不相符，要及时到医院就诊。

🔆 孕妈妈用药需谨慎

孕妈妈患病可能危及胎宝宝，使用药物治疗可以间接有益于胎宝宝的生长发育，但有的药物会对胎宝宝有不利的影响，易造成流产、畸形等多种损害，尤其受孕后第3~14周是胚胎发育期，此时期最容易致畸，孕妈妈应特别注意。

•孕妈妈不宜服用的中成药•

牛黄解毒丸	大活络丹	至宝丹	六神丸	小活络丹
跌打丸	舒筋活络丸	苏合香丸	牛黄清心丸	紫雪丹
黑锡丹	开胸顺气丸	复方当归注射液	风湿跌打酒	十滴水
小金丹	玉真散	失笑散	藿香正气水	防风丸

•孕妈妈不宜服用的西药•

抗生素药	如四环素类药可致骨骼发育障碍、牙齿变黄、先天性白内障等；链霉素及卡那霉素可致先天性耳聋，并损害肾脏；氯霉素可抑制骨髓造血功能，引起宝宝肺出血；红霉素能引起肝损害；磺胺（特别是长效磺胺）可导致宝宝黄疸
解热镇静止痛药	阿司匹林或非那西汀，可致骨骼、神经系统或肾脏畸形
激素	雌激素会造成双臂短缺（海豹样），女婴阴道腺病，男婴女性化，男婴尿道下裂；泼尼松可致无脑儿、兔唇腭裂、低体重畸形；甲状腺素可导致胎宝宝畸形
抗肿瘤药	环磷酰胺可导致四肢短缺、外耳缺损、腭裂
维生素	大量的维生素A、B族维生素、维生素C会致畸
感冒药	感冒药的部分成分会导致子宫收缩或胎宝宝畸形

做些缓解疲劳的简单运动

孕妈妈在怀孕初期可能会感到身体疲劳，可以做一些简单的颈部运动缓解疲劳。

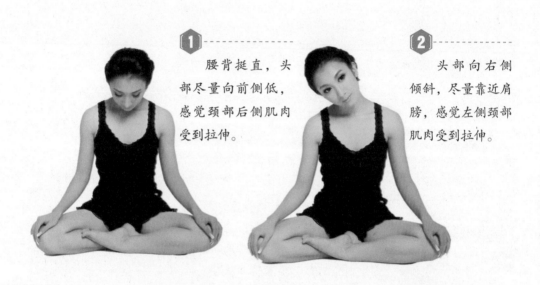

1 腰背挺直，头部尽量向前侧低，感觉颈部后侧肌肉受到拉伸。

2 头部向右侧倾斜，尽量靠近肩膀，感觉左侧颈部肌肉受到拉伸。

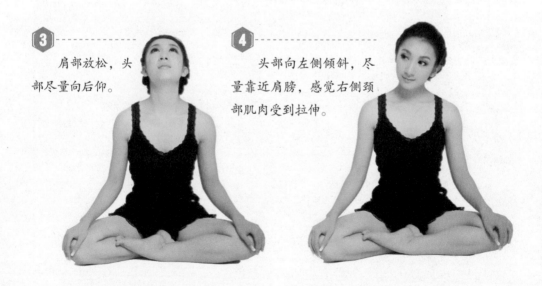

3 肩部放松，头部尽量向后仰。

4 头部向左侧倾斜，尽量靠近肩膀，感觉右侧颈部肌肉受到拉伸。

🔋 准备好胎教需要的物品

等待"幸孕"是一种折磨，但是可以通过胎教的准备工作调整孕妈妈和准爸爸的心态。孕妈妈可以准备一张高质量的音乐光盘、几本介绍怀孕知识的书籍，学会几首欢快的童谣。

●提前进行优孕准备●

孕妈妈身体健康是胎教的基础，也是胎宝宝健康发育最大的后勤保障。

这段时间应该保持适当的运动，跳些简单的舞蹈、听一些舒缓的音乐、在大自然中散步，都非常有用。

●看一本书●

孕妈妈可以购买一些绘本来阅读。细腻幽默的文字，加上清新自然插图的胎教绘本，最能诠释母子间深厚的爱意。

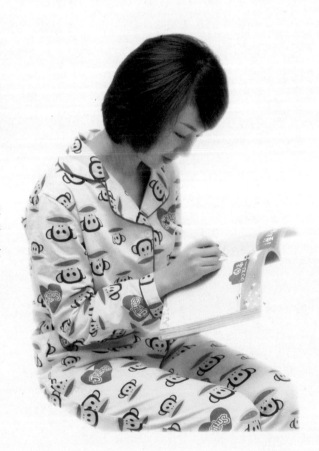

第四节 孕4周 胎儿经由绒毛组织吸收养分

着床5天左右，在受精卵底部的中心部位形成一道管，这就是神经管。神经管逐渐分化为大脑和脊髓，构成完整的中枢神经，心脏、血管、内脏和肌肉等重要器官和组织也在此时开始形成。受精卵着床以后继续进行细胞分裂，此时它被树根状的绒毛组织包围，并经由绒毛吸收那些存储在子宫内膜上的营养成分，这个绒毛组织逐渐形成胎盘。

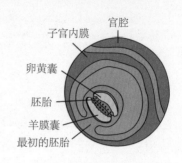

子宫内膜 宫腔
卵黄囊
胚胎
羊膜囊
最初的胚胎

营造舒适温馨的环境

怀孕后，孕妈妈都会很注意地保护胎宝宝，在外边要小心，在家同样要处处留心，别让最信任的地方，成为最容易伤害胎宝宝的地方。

·浴室·

关键词：洗澡、防滑

1.洗澡的水温要适当。无论春夏秋冬，水温最好与体温接近，不能洗冷水浴或蒸桑拿。

2.避免滑倒。洗澡时地面水多湿滑，很容易打滑，最好铺上防滑垫，确保安全。

·卧室·

关键词：清洁剂、电热毯

1.采用正确的居室清洁方法。消毒剂中的有毒物质会导致胎宝宝畸形。保持房间的空气流通才是杀灭病原体的最好方法。

2.不要使用电热毯。电热毯会使休息状态的细胞长时间处于电磁波中，影响胎宝宝发育。

·厨房·

关键词：煤气、电器辐射

1.做饭时保持空气流通，打开窗户，并使用抽油烟机。如不能很好地通风，孕妈妈应尽量避免长时间在厨房劳动。

2.尽量少用小家电。厨房中家用电器虽然使用方便，但是由此产生的电磁辐射也是一种不安全因素，可能会对胎宝宝产生影响。因此孕期尽量减少近距离、长时间使用微波炉等存在电磁辐射的电器。

💡 享受插花生活 休闲时光

现在大多数孕妈妈都不知道自己已经怀孕，也没有什么早孕反应，因此，孕妈妈不妨亲手制作花艺，怡情养性，培养自己的好情绪。

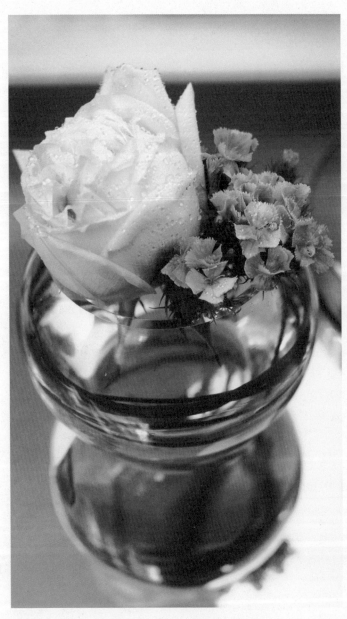

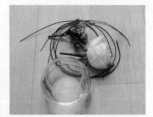

1 将钢草旋转后放入花器内并注入适量的水。

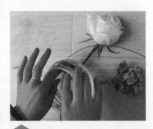

2 将白玫瑰斜插入水中。

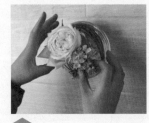

3 放一枝石竹梅在白玫瑰旁边，高度应低于白玫瑰。

🔍 了解遗传的秘密 孩子会像谁

我们都毫无例外地继承父母的某些外貌特征来到人间，而这种遗传并不像"克隆"那么一模一样。虽然儿女与父母有很多相似之处，但并不完全像母亲，也不完全像父亲，而是形成了既像母亲，又像父亲，亦有自己特性的新个体。

一般而言，子女总是在某些方面与父母很相像，包括脸庞、身材，甚至气质和性格，这就是遗传因素在起作用。

在已知的十大特性遗传中，遗传的程度是不一样的，而且有些遗传是可以改变的，有些则是终生不变的。

•先天遗传，后天可塑•

❗声音

通常男孩的声音与父亲很像，女孩的声音宛若母亲。如果遗传了父亲非常具有磁性的声音，或者母亲甜美的声音，当然是一件非常让人高兴的事，但是，如果恰恰相反的话，那也不必过分忧虑，通过后天的发音训练是可以改变的。

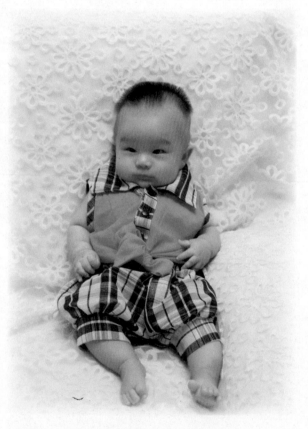

❗萝卜腿

如果孩子的腿很像父母那双脂肪堆积的腿，完全可以通过健美运动塑造成美观健壮的腿。但是腿的长短是无法更改的，只有顺其自然了。

•虽有遗传，概率不高•

少白头属于概率较低的隐性遗传，所以，不要过分地担心自己的少白头会传给孩子。

·半数以上概率的遗传·

❶ 身高

影响身高的因素有很多，但是只有30%的主动权握在孩子的手里，因为决定身高的因素35%来自母亲，35%来自父亲。

❶ 肥胖

父母都肥胖，子女有53%的概率会成为胖子。若只有一方肥胖，概率便下降到40%。这说明，胖与不胖，大约只有一半由遗传因素决定，我们完全可以通过合理饮食、充分运动使自己体态匀称。

❶ 青春痘

这个让少男少女耿耿于怀的顽症，居然也与遗传有关。父母双方若长过青春痘，子女们长青春痘的概率将比无家族史者高出20倍。

❶ 秃顶

造物主似乎偏袒女性，让秃顶只遗传给男性。比如，父亲秃顶，儿子有50%的概率秃顶，就连母亲的父亲，也会将秃顶以25%的概率留给外孙们。

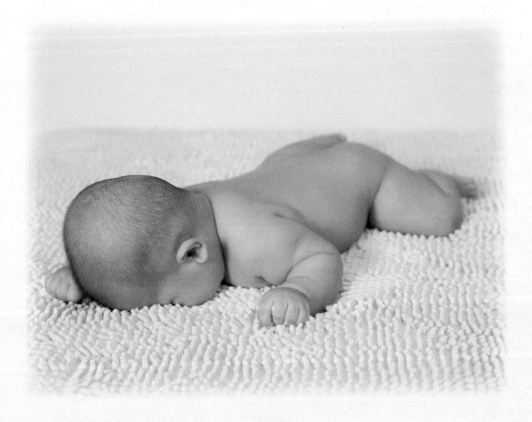

现代诗歌欣赏《再别康桥》

《再别康桥》是现代诗人徐志摩脍炙人口的诗篇，是新月派诗歌的代表作品。全诗描述了一幅幅流动的画面，构成了一处处美妙的意境。可以用舒缓的语气朗读这首《再别康桥》，以平静的心态期待胎宝宝的到来。

●再别康桥●

轻轻的我走了，正如我轻轻的来；我轻轻的招手，作别西天的云彩。
那河畔的金柳，是夕阳中的新娘；波光里的艳影，在我的心头荡漾。
软泥上的青荇，油油的在水底招摇；在康河的柔波里，我甘心做一条水草！

那榆荫下的一潭，不是清泉，是天上虹；
揉碎在浮藻间，沉淀着彩虹似的梦。

寻梦？撑一支长篙，向青草更青处漫溯；
满载一船星辉，在星辉斑斓里放歌。

但我不能放歌，悄悄是别离的笙箫；夏虫也为我沉默，沉默是今晚的康桥！
悄悄的我走了，正如我悄悄的来；我挥一挥衣袖，不带走一片云彩。

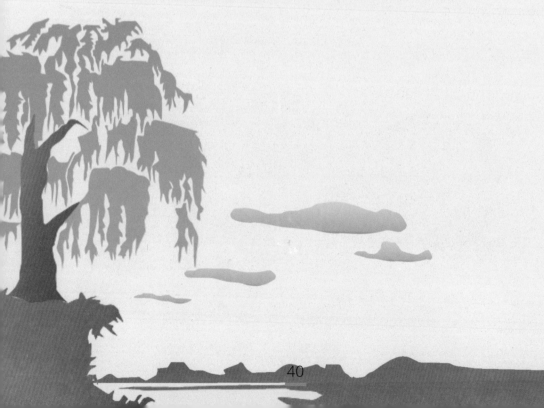

🔘 音乐欣赏《鳟鱼》

奥地利作曲家弗朗茨・泽拉菲库斯・彼得・舒伯特曾经创作完成了许多室内乐作品。在弗朗茨・泽拉菲库斯・彼得・舒伯特的室内乐中，被认为艺术成就最高的是弦乐五重奏，而《鳟鱼》五重奏，则是他所有的室内乐作品中最著名、最受人喜爱的一首。

●作者介绍●

弗朗茨・泽拉菲库斯・彼得・舒伯特（1797-1828），奥地利作曲家，出生于维也纳郊外的教师家庭。自幼随父兄学习小提琴和钢琴，少年时就显示出他在音乐创作上的特殊才能。弗朗茨・泽拉菲库斯・彼得・舒伯特的一生是在贫困中度过的，艰难的生活使他过早地离开人世。他是早期浪漫主义音乐的代表人物，也被认为是古典主义音乐的最后一位巨匠。

●走进音乐●

这首为钢琴、小提琴和低音提琴所做的作品共分为五个乐章，以第四乐章最为著名，是"鳟鱼"的主题变奏。在原作的歌曲中，作者先以愉快的心情，生动地描绘了清澈小溪中快活游动的鳟鱼的可爱形象；最后，鳟鱼被猎人捕获，作者深为不满。作者用分节歌的叙事方式，表达了他对鳟鱼命运的无限同情与惋惜。

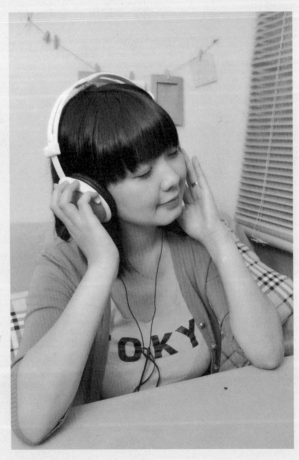

●聆听旋律●

推荐孕妈妈欣赏维也纳少年合唱团表演的《鳟鱼》，钢琴连音描绘着鱼儿畅游激起的水中波纹。歌声里充满喜悦和向往，有时候会叫人混淆，歌唱的究竟是鱼儿还是孩童。

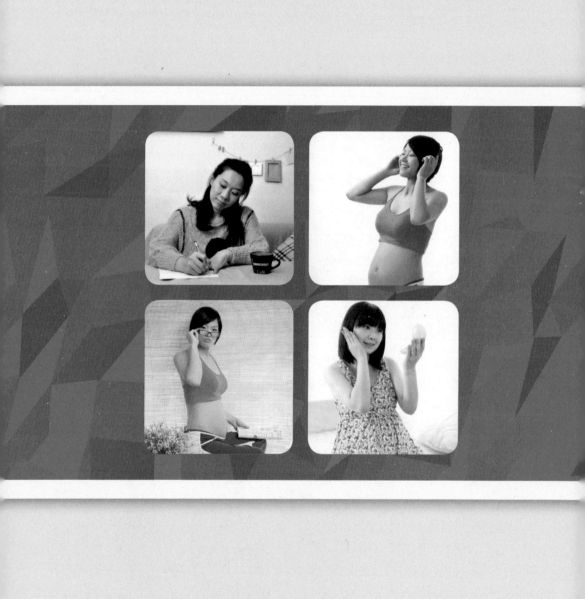

PART 2

孕2月·

开始有早孕反应

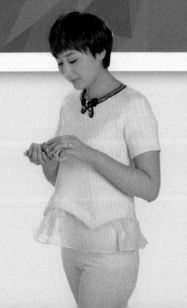

第一节 孕5周 胎儿心脏开始跳动

虽然通过超声波无法听到胎儿的心跳声，但毋庸置疑，胎儿的心脏在不停地跳动。尽管还没有形成心脏的轮廓，但已经有了由两个血管结合而成的心室。小小的心室像痉挛一样反复收缩，喷出血液。

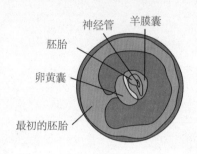

神经管 羊膜囊
胚胎
卵黄囊
最初的胚胎

💡 如何检测自己怀孕了

• 早孕试纸 •

早孕试纸测验是最常见的验孕方法，主要是检测尿中人绒毛膜促性腺激素（HCG）的含量。当绒毛膜促性腺激素的含量达到一定的诊断标准时，早孕试纸显示阳性结果（两条线），即可确定怀孕。早孕试纸使用方便，也很快捷，按照说明书使用即可。很多女性都会选择早孕试纸来进行最初的验孕检测。

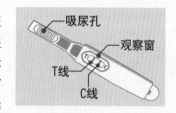

吸尿孔
观察窗
T线
C线

• 医院检验 •

大型医院尿检的收费不高，是经济实惠的验孕方法。也可以抽取静脉血进行HCG浓度的检查。如果想要在第一时间知道自己是否怀孕；或是多次早孕试纸检测均为阴性，但高度怀疑已怀孕；或是医生怀疑有官外孕的可能时，可以进行此项检查，结果准确可靠。

小贴士

女性的排卵期一般在下次月经来潮前的14天左右。假设此时受精成功了，那么受精卵要产生绒毛膜促性腺激素最快需要六七天，所以，若受精成功，在性生活后的十多天（月经前一周）即可用早孕试纸测试。一般在月经期过后10天左右检测比较准确，怀孕时间越久，两条线就越明显。

• 超声检查 •

怀孕7周以上，利用超声检查能确认胎囊状态。如果超声检查中发现子宫体积变大，同时子宫内壁变厚，就能确认怀孕了。超声检查能检测孕妈妈是正常怀孕还是官外孕，所以即使早孕试纸显示已怀孕了，建议孕妈妈也要等到怀孕35天时去医院接受超声检查。医学研究认为超声检查是安全的，因此，孕妈妈不必对孕期超声检查产生恐惧心理。

💡 快来算算宝宝的出生日

当准爸妈们知道怀孕的时候，就会想：我们的孩子是什么时候怀上的？什么时候会出生啊？毕竟这是人生中值得回忆的大事。而意外怀孕的准爸妈们除了收到一份惊喜——胎宝宝之外，还会尽力地回忆当时有没有做错了什么。

• 只有胎宝宝自己知道准确的出生日 •

有位育儿专家曾说："胎宝宝真正的诞生日和出生日几乎是不可能精准地推算出来的。似乎只有他自己知道他会什么时候出生，什么时候离开母体，来到世界上。"虽然是这样，我们仍然可以大概地算出胎宝宝的出生日，一般前后相差少于2周。

• 算出生日其实很简单 •

孕妈妈的末次月经月份减去3（或加9），是胎宝宝出生的可能月份。孕妈妈末次月经的第一天日期加上7天，是胎宝宝出生的可能日期。

有的孕妈妈对于末次月经月份减去3（或加9），还是有疑问。具体来说，一年有12个月，如果加9之后大于12，就用减3来计算。如果末次月经的月份小于或等于3，就用加9的方法计算。

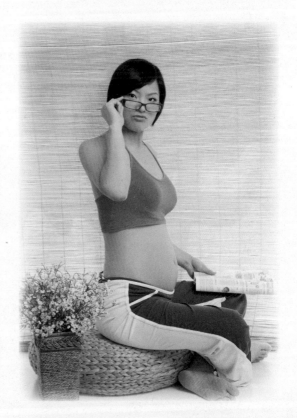

• 举个例子，马上就能算出来 •

孕妈妈的最后一次月经来潮日是10月5日。那么，胎宝宝可能的出生月份是10-3=7（月），日期为5+7=12（日），那么宝宝的预计出生日就是第二年7月12日左右。

🔅 早孕反应知多少

早孕反应是指在妊娠早期，一般从怀孕6周左右开始，随着体内的人绒毛膜促性腺激素含量的增多，孕妈妈会出现头晕、乏力、恶心、呕吐、食欲减退、厌油等一系列的症状。

•频频上厕所•

怀孕初期，许多孕妈妈有尿频的情形，有的每小时1次，这是增大的子宫压迫膀胱引起的。在怀孕3个月后，子宫长大并超出骨盆，症状会自然消失。这种尿频没有尿痛、尿急的感觉，更没有疼痛的症状，与尿路感染有本质的区别，并且怀孕后小便虽然增多，但并不是非常明显。

•恼人的恶心、呕吐•

呕吐是多数孕妈妈都会经历的，有的敏感女性在很早的时候就可能发生孕吐。孕早期的呕吐主要是由于人绒毛膜促性腺激素的升高、黄体酮增加引起胃肠蠕动减慢、胃酸分泌减少，进而引起消化不良等。有时也会受精神上的不良影响，可能发生在一天中的每一个时刻，这是怀孕的正常表现。

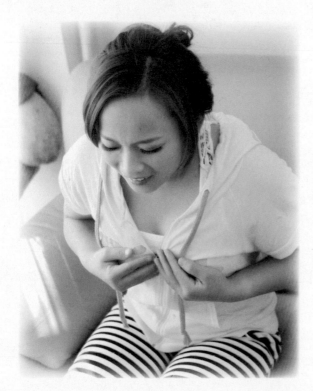

•乳房刺痛•

怀孕后，受增多的孕激素影响，乳房逐渐增大，孕妈妈会自觉乳房有刺痛、膨胀和瘙痒感，这是怀孕早期的生理现象。此外，还会有乳晕颜色变深、乳房皮下的静脉明显、乳头明显凸出等变化。

应对早孕反应的方法

早孕反应是正常的生理反应，无须特殊治疗，只需在生活和饮食上多加注意。

1. 尽量放松。早孕反应是生理反应，多数孕妈妈会在一两个月后好转，孕妈妈要以积极的心态面对这一阶段。要保持轻松、愉快的心情，不必过多地担忧和惊慌，有时间多听听音乐、与朋友和家人聊聊天，做自己喜欢做的事情，放松心情。

2. 适量活动。出现孕吐不适的时候，可以适当地休养。但是当身体好转些时，就应该适当参加一些轻缓的活动，如散散步，做些轻缓的保健操，让身体处于良好的状态。

3. 尝试了解相关的医学知识。孕育生命是一项自然的科学过程，是苦乐相伴的使命，孕妈妈要科学合理地增加自身对早孕反应的耐受力。

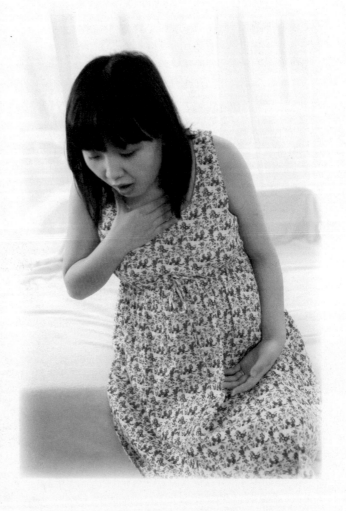

4. 孕妈妈需要家人的体贴。妊娠早期，孕妈妈的身体和心理都有很大变化，早孕反应和情绪的不稳定会影响孕妈妈的正常生活，这时候的孕妈妈需要家人的帮助和理解。家人应了解什么是早孕反应，并积极分担家务，使孕妈妈轻松度过这个特殊时期。要给孕妈妈提供一个温馨的环境，多陪孕妈妈做她喜欢做的事情，使她的身心得到放松。

孕早期要避免性生活

　　孕早期性生活应注意有所节制，最好采取边缘性接触，通过搂抱、抚摸、亲吻的方式表达爱意。

•暂时叫停性生活•

　　从妊娠周开始到妊娠12周，孕妈妈一定要避免性生活。这个时期胚胎和胎盘正处在形成的阶段，胎盘尚未发育完善，是流产的高发期。如果此时受性生活的刺激，易引起子宫收缩，加上精液中含有的前列腺素，更容易对孕妈妈的产道形成刺激，使子宫发生强烈收缩，而且性高潮时强烈的子宫收缩，使胚胎更加危险。所以孕早期，孕妈妈要避免性生活，特别是有习惯性流产史者，更应绝对禁止。

•换一种方式释放"精力"•

　　为了胎宝宝的健康，准爸爸要暂时克制一下自己，用其他的方式来释放多余的"精力"。准爸爸可以主动帮孕妈妈做家务，学着做几道孕妈妈爱吃的菜，也可以给孕妈妈阅读孕产类图书，总之要让自己忙起来，转移注意力，让"精力"分散出去。

　　当然，即使不能继续性生活，准爸爸也可以通过爱抚、亲吻、拥抱等方式与孕妈妈重拾甜蜜。一定要注意卫生，特别是手部，一定要彻底清洁双手，勤剪指甲。爱抚的过程中动作要轻柔，避免过度刺激孕妈妈的乳头、阴部等敏感部位，以免引起子宫收缩。

•准爸爸要体谅孕妈妈•

　　怀孕以后，由于生理上和心理上发生了巨大的变化，大多数孕妈妈的性欲有所下降，甚至完全消失，这时准爸爸不要埋怨妻子，而应该多体谅她，通过其他方式增进夫妻之间的感情，如陪孕妈妈散步、听歌等。

◎送给宝宝一份爱的礼物——怀孕日记

将怀孕日记作为一份特殊的见面礼送给未来的宝宝。

●必不可少的日记内容●

末次月经日期（根据末次月经推算预产期）

早孕反应（早孕反应开始的日期和反应程度，进食情况）

接受放射等有毒有害物质（是否做过X射线检查或接触过其他放射物质）

阴道流血记录（血色、出血量及是否有其他物质排出）

第一次胎动日期（记录首次出现胎动的日期和以后每天胎动的情况，包括发生时间、持续时间、两次胎动的间隔时间和胎动强度等）

性生活情况（孕早期和孕晚期是禁止性生活的，孕中期的性生活也不要过频）

体重（密切关注孕期体重增长情况）

产检（将产检的日期、项目和结果记录下来）

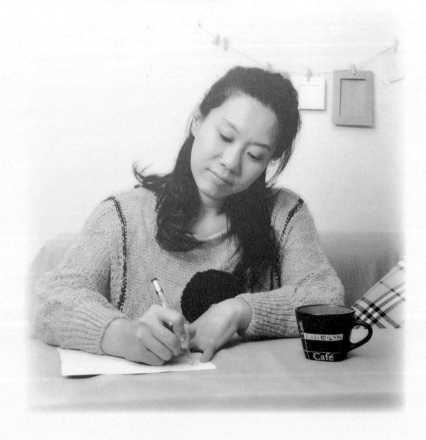

第二节 孕6周 胎儿快速发育

从怀孕第6周开始，胎儿逐渐呈现雏形。尽管还拖着小尾巴，但四肢已开始像植物发芽一样长出来，能看到明显的突起。面部的轮廓也逐渐显现，已形成了眼部的两个突起、耳朵的两个孔、嘴和鼻子的小缝隙。沿着胎儿脊椎，神经管闭合，并且在神经管一端形成了初期的脑室。同时，心脏管融合并开始收缩。此外，肝脏和胰脏、甲状腺、肺等器官也开始呈现出原始的形态。

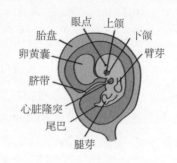

💡 温水洗澡，缓解烦躁

怀孕后，由于体内发生了许多特殊的生理变化，孕妈妈容易出汗，油性分泌物增多，如不经常清洗，污垢可影响毛孔的排泄功能，易招致感染而发生痒肿或其他皮肤病。

• 掌握最适宜的水温 •

怀孕的前3个月，如果体表温度持续在39℃以上，很容易使腹中的胎宝宝脊髓缺损，因此，孕妈妈在洗澡时，水温要控制在38℃以下。

• 舒服洗澡的三点要领 •

❗避免空腹洗澡

饭前、饭后1小时不能洗澡，空腹洗澡容易诱发低血糖而致虚脱晕厥；饱餐后洗澡，皮肤血管扩张，血液过多流向体表，影响消化，容易引起晕厥。

❗最佳时限

孕妈妈洗澡的时间不宜过长。孕妈妈淋浴时间过久容易出现头昏、眼花、胸闷等症状，脑部供血不足，使胎宝宝出现缺氧、胎心率加快等症状，严重者还可使胎宝宝神经系统的发育受到不良影响。因此建议孕妈妈洗澡的时间最好控制在10~20分钟。

❗最佳方式

怀孕后不主张坐浴，如果坐浴，脏水有可能进入阴道，使阴道受到细菌的感染。可以站着淋浴，但必须在浴室内设置扶手，铺上防滑垫，防止孕妈妈滑倒。

胎宝宝最爱的食物

孕妈妈爱吃的、营养丰富的、对胎宝宝发育有好处的食物，就是胎宝宝最喜欢的食物。

食 物	营养素	食物来源	每日建议量	提 醒
乳类	可提供蛋白质、钙质、脂肪、糖类等	牛奶、酸奶、奶酪等	1~2杯（每杯250毫升）	如果无法均衡摄取各类营养素，可考虑以孕妇奶粉补足所需
蔬菜类	主要提供矿物质、维生素及膳食纤维	蔬菜种类繁多，包括叶菜类、花菜类、瓜菜类与菌类	300~500克，其中绿叶蔬菜占2/3	品种多样化，要注意烹调方式，多用凉拌或快炒的方式烹调绿叶蔬菜，尽量保留蔬菜中的维生素等营养成分
主食类	糖类、少量蛋白质、B族维生素及丰富的膳食纤维	米饭、馒头、面条、面包、玉米等	350~450克	偶尔可以用糙米或五谷杂粮代替精制白米，或以全麦馒头代替白面馒头，以吸收更全面的营养
水果类	除了含有丰富的维生素、矿物质外，亦提供部分糖分	种类繁多，常见的有苹果、柑橘类、西瓜、梨、桃等	200~400克	水果糖分高，适量食用很重要，尤其是有妊娠糖尿病的孕妈妈，更要控制摄取量
蛋、豆、海鲜类、禽畜肉类	蛋白质和脂肪	鸡蛋、黄豆、豆腐、豆浆、鱼类、虾类、贝类、猪肉、牛肉、鸡肉、鸭肉等	200~250克。其中鱼类、禽类、蛋类要均衡摄取	孕妈妈多吃鱼有好处，食用中小型鱼较安全
油脂类	主要提供脂肪	烹调用油（如花生油、葵花子油及橄榄油）和坚果等	20~25克。炒菜时最好选择植物油，两餐之间可以把坚果当零食	小心食物中所隐藏的油脂，奶油饼干及油炸食品要少吃

💡防止孕早期流产

妊娠早期，胚胎对各种有害或不良因素十分敏感，极易导致自然流产，孕妈妈要格外小心，做好日常保健。

•引起自然流产的四个因素•

遗传因素：一般因为染色体的数目或结构异常，导致胚胎发育不良。

❗外界因素

大量吸烟或被动吸二手烟、饮酒、接触化学性有毒物质、严重噪声和震动、情绪剧烈波动等都会引发胎盘和胎宝宝损伤，导致流产。

❗孕妈妈患病因素

孕妈妈患有任何不利于胎宝宝生长发育的疾病都可能引发自然流产。

❗准爸爸精子因素

准爸爸的精液中含有一定量的细菌，活动的精子将细菌传递给孕妈妈，造成胚胎流产。

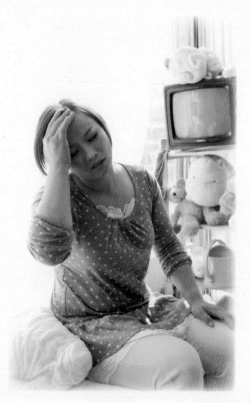

•有效预防流产•

1. 提前做遗传学检查，夫妻双方同时接受染色体的检查。

2. 做血型鉴定，包括Rh血型系统。

3. 有子宫内口松弛的女性，可做内口缝扎术。

4. 甲状腺功能低下的女性，要待甲状腺功能正常后再怀孕，孕期也要服用抗甲低的药物。

5. 注意休息，避免房事（尤其是有流产史的孕妈妈），保持情绪稳定，生活有规律。

6. 男性要做生殖系统的检查，有菌精症者要治疗彻底后女方再怀孕。

7. 避免接触有毒物质和放射性物质。

8. 发生流产后半年内要避孕，半年后再怀孕。

💡 有些化妆品要避免使用

怀孕后，皮肤出现了很多问题，容易长痘痘、干燥、敏感，要避免这些问题，清洁是最重要的，一定要针对自己的肤质选择护肤品，护肤品用得越少越好，缩短护肤流程。

•孕妈妈禁用的化妆品•

⚠ 增白祛斑霜

这类化妆品中所含的铅和汞极易导致DNA分子损伤，更可怕的是，这些有毒物质可经母体胎盘转运给胎宝宝，导致胚胎发育速度减慢。

⚠ 口红

口红中的化学物质能渗入人体皮肤，具有较强的黏合性，会吸附空气中飞扬的尘埃、细菌和病毒，经过口腔进入体内，通过胎盘危害胎宝宝的健康。

⚠ 染发剂

染发剂不仅会使孕妈妈患皮肤癌，还会导致胎宝宝畸形。

•相对安全的化妆品•

⚠ 纯植物护肤品

植物护肤品用料比较天然，很少导致过敏现象。在购买时一定要选择正规厂家的品牌。

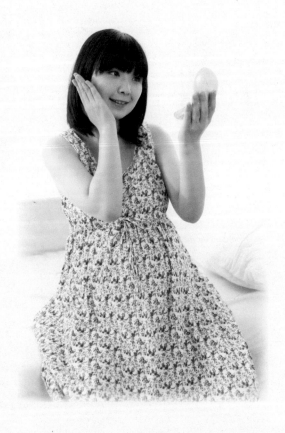

⚠ 婴儿护肤品

婴儿护肤品中的化学添加剂相对较少，对皮肤的刺激小，性质温和，具有基础的保湿润肤效果。

💡 现代诗歌欣赏《面朝大海，春暖花开》

　　《面朝大海，春暖花开》是海子的抒情名篇，写于1989年1月13日。这首诗歌以朴素明朗而又隽永清新的语言，拟想了尘世新鲜可爱、充满生机活力的幸福生活，表达了诗人真诚善良的祈愿，愿每一个陌生人在尘世中获得幸福。"告诉他们我的幸福"，"告诉"意味着沟通，和人们交流、讨论关于幸福的感受和体验，我们所能感受到的幸福，往往是一瞬间，如同闪电一般短暂；而就在幸福的那个瞬间，那种感受如同闪电直击心灵，带来巨大的冲击。

·面朝大海，春暖花开·

　　从明天起，做一个幸福的人，
　　喂马、劈柴、周游世界。
　　从明天起，关心粮食和蔬菜，
　　我有一所房子，面朝大海，春暖花开。
　　从明天起，和每一个亲人通信，
　　告诉他们我的幸福。
　　那幸福的闪电告诉我的，
　　我将告诉每一个人。
　　给每一条河每一座山取一个温暖的名字，
　　陌生人，我也为你祝福。
　　愿你有一个灿烂的前程，
　　愿你有情人终成眷属，
　　愿你在尘世获得幸福，
　　我只愿面朝大海，春暖花开。

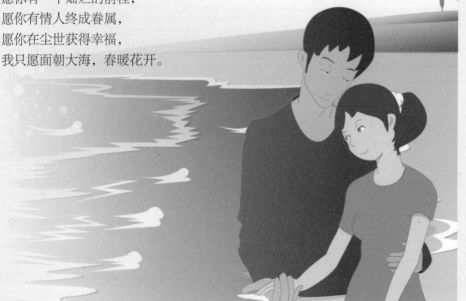

第三节 孕7周 胎儿心脏完全形成

本来只有雏形的脸部变得更加清晰。突起的鼻子已经在一张一合地运动，能很清楚地看到小黑点一样的眼睛和鼻孔。心脏明显地分化为左心室和右心室，以每分钟150次的速度跳动。胎儿的腹部形成了肝脏的突起，而肺部形成了支气管。胃和肠初现雏形，同时形成了盲肠和胰脏。

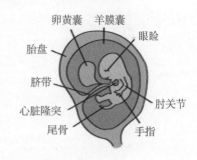

卵黄囊　羊膜囊
胎盘
眼睑
脐带
肘关节
心脏隆突
尾骨
手指

💡 看似卫生的错误习惯

孕妈妈在生活中有哪些看似卫生的不卫生习惯，你知道吗？

●用卫生纸擦拭餐具●

许多种类的卫生纸都未经消毒或消毒不彻底，含有大量的细菌，很容易黏附在被擦拭的物体上。只有经过严格消毒处理的高级餐巾纸才符合卫生标准。

●用纱罩罩食物防蝇●

不少家庭习惯把纱罩罩在食物上，这样虽然能防止苍蝇直接落到食物上，但苍蝇停留在纱罩上仍会留下带有病菌的虫卵，这些虫卵极易从纱孔中落入而污染食物。

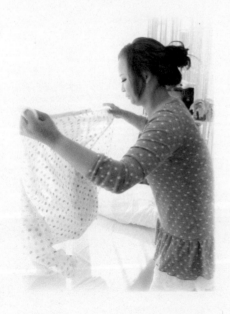

●用毛巾擦拭餐具●

我国城市所用自来水多是经过严格消毒处理的，用自来水冲洗过的餐具及水果基本上是洁净的，不用再擦拭。而毛巾上往往存有许多病菌，用毛巾再擦干反而会造成二次污染。

●起床就叠被●

人每天都要排出大量的汗液。起床后马上把被子叠起来，汗液留在被子里，时间一长，不仅会有汗臭味，还会影响睡眠的舒适度，并给病原体创造生存环境。正确的方法是在起床后先把被子翻过来，摊晾10分钟再叠，最好每周暴晒一次。

💡 孕妈妈要避免剧烈运动

•孕早期的运动原则•

孕妈妈的运动原则为一个字——慢。

可以进行的参考项目：散步、慢跑、台球等较舒缓的运动。

运动时长：每次不超过30分钟。

前3个月，孕妈妈的子宫增大不明显，孕妈妈几乎感觉不到胎宝宝的重量，因此运动起来不会太辛苦。散步和慢跑可以帮助消化、促进血液循环、增强心肺功能，而台球是调节孕早期躁动心情的良好运动方式。

孕妈妈需要在安静的地方呼吸新鲜空气。据有关资料统计表明，城市中下午四时到七时之间空气污染相对严重，孕妈妈要注意避开这段时间锻炼和外出，更有利于自身和胎宝宝的身体健康。

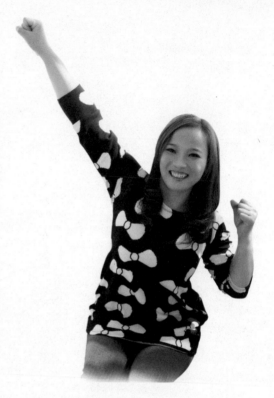

小贴士

1. 在进行孕期运动的时候，要注意衣服样式要宽松，穿大小合适的无跟鞋。

2. 注意保暖，以免着凉。运动后要及时擦拭汗水。

3. 孕早期是自然流产的高发期，由于胎盘发育不完善，所以跳跃、扭曲或快速旋转这样的运动万万不可做。

4. 采取任何运动之前，请咨询医生或者运动教练，注意个体的差异性。

孕妈妈这样饮水才健康

喝水少会加重便秘，喝水多会造成孕期尿频。如何才能控制好喝水的量和喝水频率呢？一起学习一下吧！

• 这些水不能喝 •

久沸或反复煮沸的开水

水在反复沸腾后，水中的亚硝酸盐、亚硝酸根离子及砷等有害物质的浓度相对增加。喝了久沸的开水以后，会导致血液中的低铁血红蛋白结合成不能携带氧的高铁血红蛋白，从而引起缺氧。

保温杯沏的茶水

如果将茶叶浸泡在保温杯的水中，多种维生素被大量破坏而营养降低，茶水苦涩，有害物质增多，饮用后会引起消化系统及神经系统的功能紊乱。

• 科学的饮水量 •

对孕妈妈们来说，要根据季节、气候以及自身年龄、体重、体质适量补水。一般情况下，在怀孕早期每天摄入的水量以1 600～2 000毫升为宜，孕晚期则最好控制在1 500毫升以内。

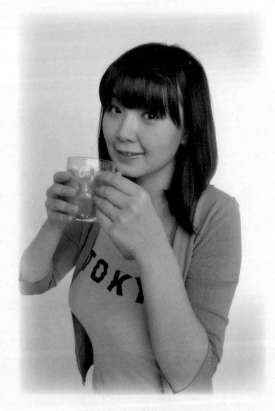

• 喝水时间有讲究 •

1. 早晨起床后喝一杯温开水，补充睡眠中流失的水分，降低血液浓度，并使血管扩张以促进血液循环。孕吐严重时要少量多次饮水。

2. 白天要每隔1～2小时喝一次水，每次喝200毫升即可。

3. 晚饭后两小时喝一次水，睡前不宜喝水，以免夜间上厕所影响睡眠。

💡 谨防孕早期异常妊娠

•不要轻视阴道出血•

至少有20%的孕妈妈在怀孕初期有过出血的情况。这种情况称为妊娠月经，它不是真正的月经。很多女性因妊娠月经而不知道自己已经怀孕，这是很危险的。

出血状况不是自己所能判断的。诊断怀孕后，一旦出现，就应该及时到医院检查和治疗。

•谨防孕早期宫外孕•

宫外孕是指由于某种原因，受精卵在子宫腔以外的其他地方着床。由于子宫腔以外的地方没有良好的生长环境，胎宝宝成长至某一程度之后即会死亡或将着床部分撑破，产生大量腹内出血，危及孕妈妈的生命。以输卵管妊娠最多见。发生宫外孕的孕妈妈一般会有以下症状，应予以重视，若情况严重应立即送医院救治。

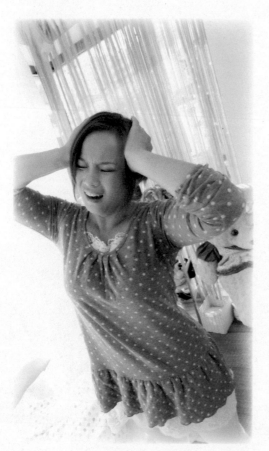

❗ 停经

多数人在发病前有短暂的停经史，大都在6周左右。有的人因绒毛组织所产生的人绒毛膜促性腺激素不足以维持子宫内膜，或因发病较早，可能将病理性出血误认为月经来潮，以为自己并没有停经。

❗ 阴道不规则出血

多为点滴状，深褐色，量少，不超过月经量。阴道出血是因子宫内膜剥离，或输卵管出血经宫腔向外排放所致。腹痛伴有阴道出血者，常为胚胎受损的征象。只有腹痛而无阴道出血者多为胚胎继续存活或腹腔妊娠，应提高警惕。

❗ 剧烈腹痛

这是输卵管妊娠的主要症状，发生率约为95%，常为突发性下腹一侧有撕裂样或阵发性疼痛，并伴有恶心呕吐。刺激膈肌时，引起肩胛部放射性疼痛。当盆腔内有积液时，肛门有坠胀感和排便感。

怎么做音乐胎教

　　音乐胎教的方法多种多样。施以音乐胎教时不一定拘泥于一种方式与形式。可供孕妈妈采用的音乐胎教方法有如下几种：母唱胎听法、母教胎唱法、器物灌输法、音乐熏陶法、朗诵抒情法。

●母唱胎听法●

　　孕妈妈低声哼唱自己喜爱的有益于自己及胎宝宝身心健康的歌曲感染胎宝宝。在哼唱时要凝神于腹内的胎宝宝，其目的是唱给胎宝宝听，使自己在抒发情感与内心寄托的同时，让胎宝宝能享受到美妙的音乐。这是不可忽视的一种良好的音乐胎教方式，适宜于每一个孕妈妈采用。

●器物灌输法●

　　利用器物灌输法进行音乐胎教，可准备一架微型扩音机，将扬声器放置于室内，当乐声响时不断轻轻地移动扬声器，将优美的乐曲源源不断地灌输给胎宝宝。在使用当中需要注意，扬声器的声音要轻柔，播放时间不宜过长，以免胎宝宝过于疲乏。一般每次以5~10分钟为宜。

●音乐熏陶法●

　　该方法主要适宜爱好音乐并善于欣赏音乐的孕妈妈采用。有音乐修养的人，一听到音乐就进入了音乐的世界，情绪和情感都变得愉快、宁静和轻松。孕妈妈每天欣赏几支音乐名曲，听几段轻音乐，在欣赏与倾听当中借曲移情，浮想翩翩，寄希望于胎宝宝，时而沉浸于一江春水的妙境，时而徜徉进芭蕉绿雨的幽谷，好似生活在美妙无比的仙境，遐思悠悠，当然可以收到很好的胎教效果。

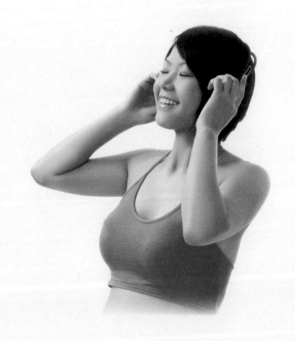

第四节 孕8周 手臂和腿部开始细分

胎儿的脊椎已经变直，因此可以直立身体并能抬头。胎儿的双手放在腹部上面，向外弯曲双膝，姿势就像在游泳。此时已经完全可以区分手臂和腿，而且长度也有很大变化，手指和脚趾也成形了。胎儿的皮肤薄而透明，能清晰地看到血管。胎儿的脖子上端形成了外耳，脸部形成了眼皮。开始显露出鼻子和嘴唇，同时开始形成睾丸或卵巢等生殖器组织。

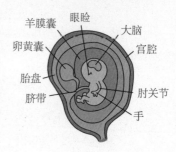

羊膜囊　眼睑　大脑　卵黄囊　宫腔　胎盘　脐带　肘关节　手

💡 给胎宝宝一个安静的环境

噪声造成的危害相对而言是潜在而且是慢性的，常常被人们忽略，一旦造成严重后果是很难挽回的。因此孕妈妈要特别注意躲避噪声。

• 从哪里传来的噪声 •

❗交通噪声

汽车、火车、飞机等交通工具会发出很响的声音，非常嘈杂，是严重的噪声污染。

❗建筑噪声

装修房屋或建筑工地上发出的噪声会令人心烦意乱，但这种噪声并不会一直持续下去，随着工程的结束，会恢复往日的宁静。

❗生活噪声

商场、饭店、娱乐场所发出的声音都属于噪声。

❗生产噪声

工厂里机器的轰鸣声一般比较大，长期在这样的环境下工作和生活，对人的听力和神经都会造成一定的伤害。

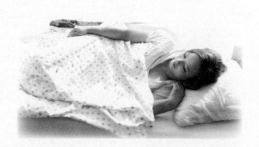

• 噪声对胎宝宝的危害 •

胎宝宝的耳郭和其他组织仍未发育成熟，听力系统很敏感，极易受到损伤。如果长时间受到高强度噪声的影响，有可能在出生前听力就会受到损伤。外界的噪声可通过腹壁传入子宫，胎宝宝的内耳受到噪声的刺激，易使大脑部分区域受损，影响胎宝宝出生后的智力发育。

💡 孕早期爱美也是一种胎教

胎教贯穿于整个孕期的每一天，其实孕妈妈的生活本身也就是一种胎教。良好的精神状态及姣好的面容是胎教的一种，可以使胎宝宝在孕妈妈体内受到美的感染而获得初步的审美能力。

• 从现在起预防妊娠纹 •

孕妈妈从怀孕2个月开始到生育后3个月，要坚持用橄榄油或者精油按摩腹部。按摩的方法是每日取适量橄榄油或者精油均匀涂抹于腹部、臀部、大腿内侧等部位，轻轻按摩几分钟至吸收。即使有部分妊娠纹已经形成，只要勤于按摩可以使细纹不再增加，妊娠纹范围也不会再扩大。最好在洗完澡后使用（因为这时全身血液循环加速），早晚各按摩1次效果更佳，每次按摩时间10~15分钟。

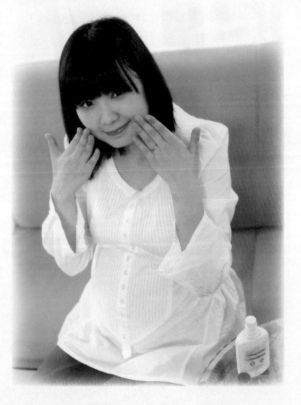

• 皮肤护理很重要 •

在这个阶段，孕妈妈会发现自己的皮肤变得敏感、粗糙，这是由皮脂腺分泌失调所致。这时，孕妈妈不必乱抹药或更换化妆品。要保持面部清洁，经常洗脸。要注意充分地休息，摄取适当的营养，到了怀孕中期，一切都会好转。不要忽视晚上的皮肤护理，孕妈妈可以用一种不含去垢剂的中性乳液洗脸。再用水将皮肤洗净，把护肤霜敷在脸上，轻轻按摩。最后用热毛巾擦掉，用乳液滋润。这样，可以使你不经化妆，便得到滋润的脸庞。

💡 名画欣赏《向日葵》

被誉为梵·高化身的《向日葵》，仅由绚丽的黄色色系组合而成。画面上朵朵葵花夸张的形体和激情四射的色彩，使人头晕目眩。黄色的花瓣就像太阳放射出耀眼的光芒。画家用奔放不羁、大胆泼辣的笔触，使画中的每一朵向日葵都获得了强烈的生命力，这正是作者梵·高本人内心情感的写照，是他精神力量的外露。

以《向日葵》中的各种花姿来表达自我，有时甚至将自己比拟为向日葵。写给弟弟西奥的信中多次谈到《向日葵》系列作品，其中说明有12株和14株向日葵的两种构图。他以12株来表示基督十二门徒，14株则是加上了作者本人和弟弟西奥两人，一共14人。

对于梵·高而言，向日葵是表现他思想的最佳题材。夏季时光短暂，向日葵的花期更是不长，梵·高的一生就如向日葵的花期般短暂，称他为"向日葵画家"，应该是恰如其分，最合适不过了。

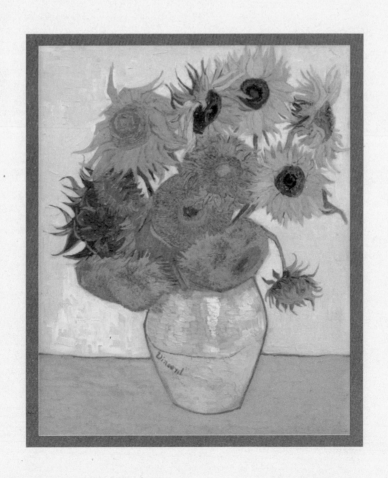

💡 音乐欣赏《高山流水》

孕妈妈要时刻保持内心的宁静，不要让情绪大起大落，偶尔遇到麻烦的事情，要及时将心情调整过来。如果实在心情不好，就听听这首中国古典乐曲《高山流水》，随着悦耳动听的曲调，闭上眼睛做深呼吸，孕妈妈的心情就会随之好转。

•走进音乐•

古筝名曲《高山流水》，现有多种流派谱本，而流传最广、影响最大的则是浙江武林派的传谱，旋律典雅，韵味隽永，颇具"高山巍巍，流水洋洋"之貌。

•聆听旋律•

《高山流水》充分运用泛音、滚、拂、绰、注、上、下等指法，描绘了高山流水的各种动态。孕妈妈闲时听来，能获得心灵的宁静。

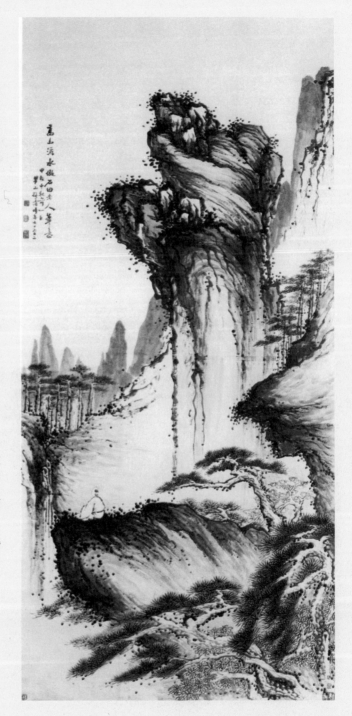

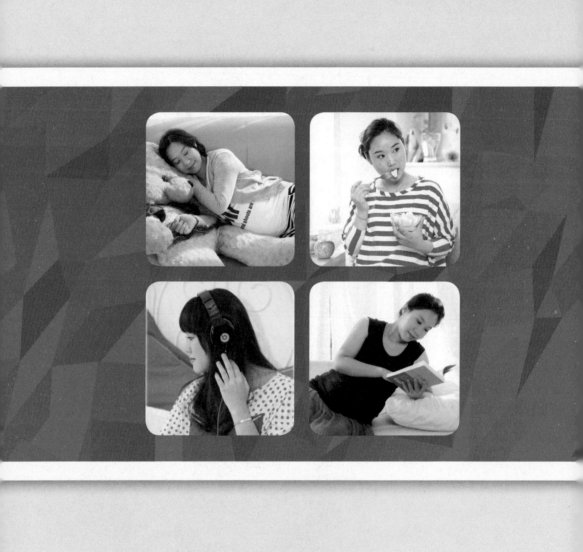

PART 3

孕3月·

平安度过孕早期

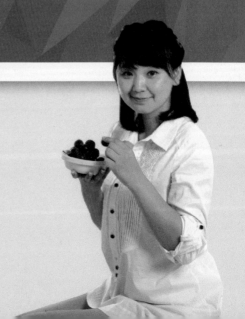

第一节 孕9周 胚胎可以称为胎儿了

胎儿的尾巴开始消失，背部挺直。手臂逐渐变长，同时形成了手臂关节，所以可以随意弯曲，而且形成了手指和指纹。下肢开始区分为大腿、小腿和脚，同时形成脚趾。

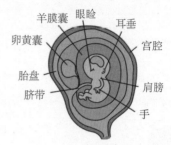

羊膜囊　眼睑　耳垂　宫腔　卵黄囊　胎盘　脐带　肩膀　手

孕妇奶粉营养全面，能够满足孕妈妈对营养的需求，因此孕妈妈应坚持喝孕妇奶粉，但仍要保证日常饮食的全面合理。

为什么选择孕妇奶粉

孕早期，只要孕妈妈能够做到膳食平衡、营养全面，日常饮食就可以满足自身和胎宝宝对营养的需求。但日常生活中存在很多客观因素，如因为早孕反应而厌食或饮食不规律，肠胃吸收消化功能弱，经常在外就餐等情况，孕妈妈很难做到营养均衡，因此需要额外补充营养，喝富含DHA、维生素和矿物质的孕妇奶粉。

如何挑选孕妇奶粉

查看包装

正规厂家的奶粉包装完整无损、平滑整齐、图案清晰，印刷质量高；清楚地标有商标、生产厂名、生产日期、保质期、生产批号、净含量、营养成分表、执行标准、适用对象、食用方法等。

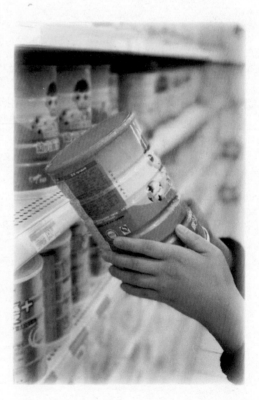

⚠ 查看奶粉的色泽

优质的孕妇奶粉颜色一般为乳白色或乳黄色，颗粒均匀一致，产品中无可见杂质，无结块现象。把奶粉放入杯中用温开水冲调，如果是优质奶粉，静置几分钟后，水与奶粉就会溶在一起，没有沉淀。

⚠ 有无异常气味和味道

优质的奶粉具有奶香味和轻微的植物油味，无异味，并且甜度适中。

💡 准生证办理知多少

夫妻双方均可办理准生证，只要双方证明齐全，哪一方办准生证都不是问题，需要注意的是，各地办理准生证所需材料、要求、流程可能会有差异，以下内容仅供参考。

•备好所需证件•

1. 夫妻的户口本原件及复印件（需要复印户主页和本人页）。
2. 夫妻的身份证原件及复印件（正反两面都要复印）。
3. 结婚证原件及复印件。
4. 夫妻双方近期1寸免冠照片各数张。

•预知办理流程•

第一步

在准爸爸户口所在地填写申请表格，并开具准爸爸的婚姻状况证明，盖上居委会和计生办的公章。

第二步

到孕妈妈户口所在地开具婚姻状况证明，盖上居委会和计生办的公章。

第三步

到准爸爸户口所在地计生办领取准生证，盖上居委会、计生办和准爸爸档案所在处的公章。

第四步

拿着领取的准生证到孕妈妈户口所在地居委会盖章。

孕妈妈缓解抑郁小妙招

情绪不好的时候不要吃太多的肉类和甜食，因为这些酸性食物会使孕妈妈更加烦躁。

• 自我调适 •

❗ 告诫法

想象着胎宝宝正在看着自己，告诉自己不要生气，凡事没有完美。

❗ 呼吸法

当心情烦躁时深呼吸，放松全身，微闭双目，用鼻子慢慢吸气，以5秒钟为标准，再用10秒钟通过嘴慢慢呼气，反复呼吸3分钟，放松心情。

❗ 美容法

经常改变自己的形象，换一个发型，穿上自己喜欢的衣服，保持良好的心情。

• 孕妈妈如何减压 •

1. 饮食定时定量、营养丰富，充分休息，适当锻炼，不要喝酒、吸烟。

2. 避免承受太大压力，采取一切可行措施，解决引起压力的问题。多听轻快、舒畅的音乐，让优美的乐曲来化解精神的疲惫。

3. 妥善安排自己的日程，让自己有时间去做放松的事情。冥想、按摩、深呼吸，甚至看书都可以让自己放松。

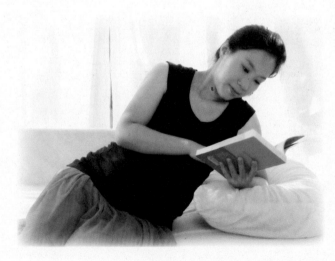

4. 孕妈妈每日工作时间不应超过8小时，并应避免上夜班。工作中感到疲劳时，在条件允许的情况下，可稍休息10分钟左右，也可到室外、阳台或楼顶呼吸新鲜空气。长时间保持一种工作姿势的孕妈妈，中间可不时变动一下姿势，如伸伸胳膊动动脚，以解除疲劳。

💡 孕妈妈，你的睡眠还好吗

孕期一定要找到合适的方法保证充足良好的睡眠，这对孕妈妈和胎宝宝来说非常重要。

• 是什么抢走了我的睡眠 •

⚠ 饮食习惯的改变

饮食习惯的改变会影响孕期睡眠质量，均衡的饮食很重要。尽量避免食用会影响情绪的食物。睡前3小时吃些东西，睡前不要吃太冷的食物。

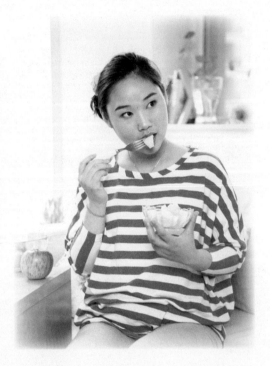

⚠ 半夜抽筋

妊娠后期许多孕妈妈常常会抽筋，这也会影响睡眠质量。而抽筋大多与睡觉姿势有关，通常脚掌向下时较容易发生抽筋。另外，也可能和局部血液循环、血液酸碱度有关。一般正常的血液处于微碱性，如果情绪不稳定、饮食中甜食和肉食过多，都很容易使血液偏酸性，引起电解质的不平衡，造成局部肌肉抽筋。

• 临睡前应注意的问题 •

项　目	注意事项
1	尿频严重时影响睡眠质量，所以临睡前不要喝过多的水或汤
2	避免进食含糖量高的食物，避免高盐食物和酒精。咖啡因和酒精都会干扰睡眠
3	牛奶营养丰富，还有利于安眠，但一定要在睡前两小时喝
4	适量的运动可以缓解失眠症状，但切记至少要在睡觉前3小时结束运动

💡 要调整自己的起居生活习惯

在孕早期，无论昼夜，孕妈妈都会感到疲劳，90%的孕妈妈会感觉懒散、浑身无力，再加上早孕反应和尿频的困扰，也会影响孕妈妈的睡眠质量。以下几种方法可以帮助你在这一阶段保证充足的睡眠。

●想睡就睡●

早一点儿上床睡觉，孕妈妈的身体工作量比以前大了，所以需要更多的时间休息，尽量避免熬夜。

●养成睡午觉的习惯●

如果孕妈妈还在工作，午睡就格外重要了。其实孕妈妈只需要靠在一个地方，小睡20分钟或闭目养神。

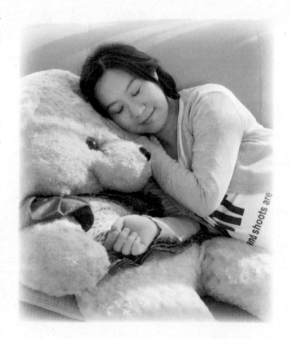

●不必过分在意睡姿●

虽然这个阶段是肚子里的宝宝成长发育非常关键的时期，但是因为他还小，可以受到妈妈盆腔的保护，不大的外力或是孕妈妈自身的压力并不会对宝宝造成伤害，因此孕妈妈尽可以选择让自己舒服的体位，无论是仰卧还是侧卧。

●孕妈妈上班选择什么交通工具●

若孕妈妈住得离单位不远，那真是太幸运了。毫无疑问，步行上班是首选。这不仅能让孕妈妈呼吸新鲜的空气，而且还能预防静脉曲张和痔疮的发生，并且有利于顺利分娩。当然，步行上班的时间不宜过长，以每次不超过30分钟为宜，而且行走时速度不能太快，以免绊倒或摔跤。上班时穿的鞋子，一定要轻便合脚，可以选择软帮的低跟鞋，以减少脚部的压力。

名画欣赏《阿尔夜间的露天咖啡座》

《阿尔夜间的露天咖啡座》是1888年在阿尔完成的。《阿尔夜间的露天咖啡座》这幅画对天空上的星星采用了新的透视手法。孕妈妈仔细观察这幅画，一定会获得安详与宁静。

● 走进绘画 ●

这幅画右边的暗色都市风景的侧影与亮丽黄色墙的反差达成了一种平衡。就画面的直觉而言，露天咖啡座是由橘色、黄色表现的，蓝色的夜空深邃无际，繁星点点，显出夜的静谧与安详。蓝色的冷调子与咖啡座的橘、黄暖色形成对比，使夜晚街道上的露天咖啡厅在冷落中显出一片温馨，并与蓝色星空相映而充满浪漫主义情调。

虽然画家仍然用的是粗犷的短笔触，却显得安静有序，充满诗意。它反映了病态中的画家对宁静、安详的追求与渴望。

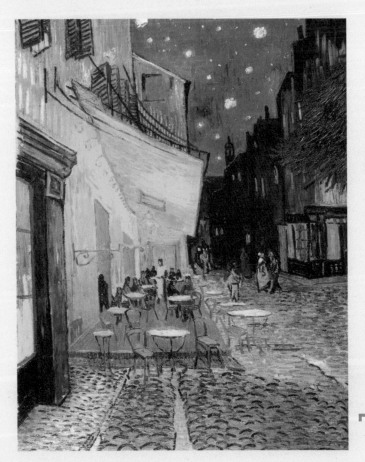

● 创作背景 ●

画家时常觉得夜间比白天更充满生机蓬勃的色彩，所以几度跑到户外去画星星。画中，在煤气灯照耀下的橘黄色地面，与深蓝色的星空形成同形逆向的对比，好像在暗示着希望与悔恨的复杂心态。

《阿尔夜间的露天咖啡座》
文森特·威廉·梵·高（荷兰）

第三节 孕10周 胎儿大脑发育迅速

胎儿从臀部到头部长30～40毫米。本周胎儿大脑的发育非常迅速。眼睛和鼻子清晰可见，双眼逐渐向脸部中央移动，胃肠也到达其最终的位置。胎儿的手腕和脚踝已经形成，能分辨出手指和脚趾。生殖器官已经开始形成，但仍不能分辨出性别。

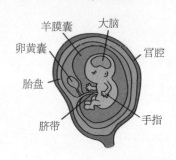

🔅 孕期不可任意吃酸

很多女性怀孕后喜欢吃刺激性强的酸性、辣性食物。虽然"酸儿辣女"之说没有什么科学根据，可孕妈妈多吃些酸性食物却是身体的需要。

•喜吃酸是营养的需要•

孕妈妈吃酸能够满足母体和胎宝宝的营养需要。一般怀孕2～3个月后，胎宝宝的骨骼开始形成。构成骨骼的主要成分是钙，但是要使游离钙形成钙盐在骨骼中沉积下来，必须有酸性物质参加。酸性物质还能够促进铁质的吸收，将三价铁转化为二价铁，促进血红蛋白的形成。

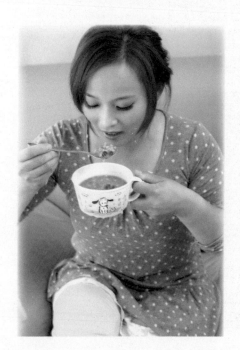

•吃酸也要有所选择•

1. 不要吃腌制的酸菜或者醋制品。人工腌制的酸菜和醋制品虽然有一定的酸味，但维生素、蛋白质、矿物质、糖分等多种营养几乎丧失殆尽，而且腌菜中的致癌物质亚硝酸盐含量较高，过多地食用对母体和胎宝宝的健康无益。

2. 选择新鲜的番茄、樱桃、杨梅、海棠、石榴、葡萄、青苹果等蔬果，既能改善孕妈妈胃肠道的不适症状，又能达到增进食欲、补充营养的目的。对于酸酸的山楂，无论是鲜果还是干片，孕妈妈都不能多吃，因为山楂刺激子宫收缩，会引发流产和早产，尤其是怀孕3个月之内的孕妈妈以及既往有流产、早产史的孕妈妈更不可贪食。

💡 解决孕妈妈的便秘烦恼

大多数孕妈妈都会发生便秘，而长时期的排便不畅又会导致痔疮的形成，这不仅造成身体的不适，还影响孕妈妈的情绪。

• 为什么会便秘 •

女性怀孕后，胎盘分泌大量的孕激素，使胃酸分泌减少，胃肠道的肌肉张力下降及肌肉的蠕动能力减弱。由此导致吃进去的食物在胃肠道停留的时间延长，致使食物残渣中的水分又被肠壁细胞重新吸收，粪便变得又干又硬，不能像孕前那样正常排出体外。

• 我便秘了，怎么办 •

⚠️ 改变生活方式

> 晨起定时排便

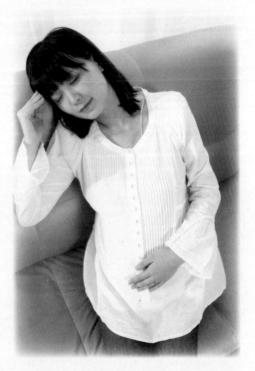

在晨起或早餐后如厕。由于早餐后结肠推进动作较为活跃，易于排便，所以早餐后1小时左右为最佳排便时间。

> 多补充水分

体内水分不充足，粪便就无法形成，粪便太少，就无法刺激直肠产生收缩，也就不会产生便意，所以，补充水分是减轻便秘症状的好方法。每日应至少喝1 000毫升水。

> 适当增加活动量

多活动可促进胃肠蠕动。睡眠充足、心情愉快、精神压力得到缓解等都是减轻便秘的好方法。

⚠️ 药物治疗

如果便秘无法通过以上方法减轻，就必须立即就医，遵医嘱服用通便药物。切不能随意使用泻药，特别是在怀孕晚期。因为大多数泻药都会引起子宫收缩，易导致流产或早产。

💡 脑黄金DHA知多少

DHA对胎宝宝的脑神经及视神经发育非常重要，体内DHA水平较高的胎宝宝视力与智力发育较为良好，那么孕期如何补充DHA呢？

• 了解DHA •

DHA（二十二碳六烯酸）俗称脑黄金，是一种对人体非常重要的多不饱和脂肪酸。DHA是神经系统细胞生长及维持细胞结构完整的一种主要成分，是大脑和视网膜的重要成分，在人的大脑皮层中含量高达20%，在视网膜中所占比例最大，约占50%，因此，对胎宝宝的智力和视力发育至关重要。

• 食物中的DHA •

❗干果类

如核桃、杏仁、花生、芝麻等。其中所含的α-亚麻酸可在人体内转化成DHA。

❗鱼类

DHA含量高的鱼类有鲔鱼、鲣鱼、鲑鱼、鲭鱼、沙丁鱼、竹荚鱼、旗鱼、金枪鱼、黄花鱼、秋刀鱼、鳝鱼、带鱼、花鲫鱼等。就1条鱼而言，DHA含量高的部分首推眼窝脂肪，其次则是鱼油。

❗DHA制品

市场上有两种：一种是从深海鱼油中提取的，另一种是从藻类中提取的。相比之下，藻类的优势突出，表现为DHA含量高，EPA（二十碳五烯酸）含量低，且直接从海洋中获取，不含色素，安全性高，抗氧化能力强，最有利于婴幼儿吸收。所以，孕产妇宜首选藻类DHA制品。

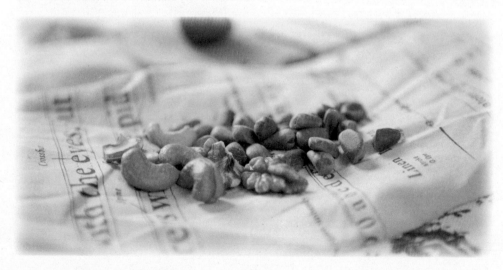

💡 去医院建立怀孕档案

为了避免不必要的麻烦,在去建档之前可以提前给医院打电话,确认需要携带的证件和产检项目。

• 跟踪记录孕期情况 •

在医院建立怀孕档案,此后的每一次产检都会被详细地记录下来,这样就能够更加全面地了解孕妈妈的身体状况和胎宝宝的发育情况,以便更好地应对孕期可能出现的突发情况。医生会根据档案中的记录做出孕期判断。

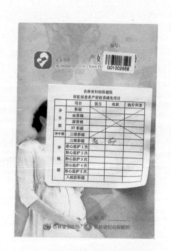

拟选择在哪家医院分娩,最好就在那家医院建立档案,不要中途转院,以确保信息的完整性和连续性。

• 不能错过建档时间 •

一般情况下在怀孕3~4个月时到医院建档,建档的同时要进行第一次产检。在建档之前要办理准生证。

• 建档所需证件 •

带上身份证、医保卡、准生证。各地医院的规定可能不同,在去之前最好打电话咨询清楚,以免遗漏某些证件,来回奔波。

• 建档要做的检查 •

建档时需要做相应的检查,包括身高、体重、血压、宫高、腹围、胎心、胎位、血常规、尿常规、心电图等。如果各项检查结果都合格,医院就会为孕妈妈建档了。

🔅 音乐欣赏《爱之梦·降A大调》

弗朗茨·李斯特是匈牙利钢琴演奏家和作曲家，浪漫主义音乐的主要代表人物之一。弗朗茨·李斯特在1850年将自己的3首歌曲改编成3首抒情性钢琴曲，题作《爱之梦》。其中以第3首《降A大调》最著名，一般提起李斯特的《爱之梦》，指的就是这首乐曲。

●走进音乐●

《爱之梦·降A大调》这首乐曲的原歌词出自德国诗人弗莱里格拉特之手，名为《尽情地爱》。原词的情调低沉，而钢琴曲却焕发着充沛的热情，让孕妈妈感受到无限的爱意。

●聆听旋律●

《爱之梦·降A大调》，6/4拍。开头甜美的旋律贯穿整首乐曲（片段1），优美的分解和弦烘托出浪漫的气氛。其音乐分5段，构成类似回旋曲式的二重三段式。第3、第4两段热情洋溢，音乐达到高潮后，再回到开头，尽情地歌唱。

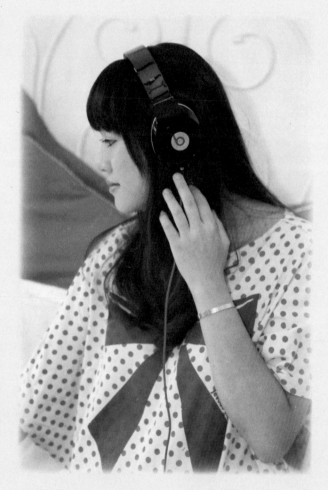

第三节 孕11周 胎儿迅速成长

胎儿从头部到臀部长44～60毫米。此时的胎儿已经度过发育的关键期，受感染或药物影响的风险大大减小。此时完全形成了肝脏、肾脏、肠、大脑、肺等重要的身体器官，而且各器官可以发挥功能。现在可以看到胎儿手指甲和头发等细微部分。同时，外生殖器也开始发育。

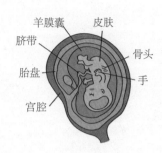

孕期早餐很重要

●坚持吃早餐●

孕期营养很重要，这是大家都知道的。但一天中最重要的是早餐，早餐吃好了，孕妈妈会有一个好的开始来度过一整天。其实也就是要求孕妈妈重视食物中的营养，做到营养平衡，且能够为孕妈妈提供孕期所需的营养，打好营养基础，强健身体，预防孕期各种常见病症。

●盘点最佳营养早餐●

1. 全麦制品，包括麦片粥、全麦饼干、全麦面包等。孕妈妈要选择天然的、没有任何糖类或其他添加成分的麦片，同时可以按照自己的喜好加一些花生米、葡萄干或蜂蜜。全麦面包还可以提供丰富的铁和锌。

2. 水果。水果的种类很多，柑橘富含维生素C、叶酸和大量的膳食纤维，可以帮助孕妈妈保持体力，防止因缺水造成的疲劳。

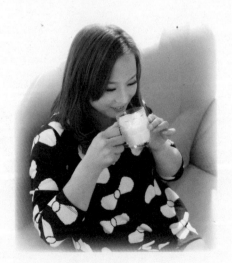

3. 蔬菜。颜色深的蔬菜往往意味着维生素含量高。甘蓝是很好的钙来源；菜花富含钙和叶酸，含有大量的纤维和抵抗疾病的抗氧化剂，还有助于人体吸收其他绿色蔬菜中的铁。

●清晨一杯水●

早饭前30分钟喝200毫升25～30℃的温开水，可以温润胃肠，使消化液得到充分的分泌，刺激肠胃蠕动，有利于定时排便，防止便秘。还可使血液稀释，血管扩张，从而加快血液循环，补充细胞在夜间丢失的水分。

💡 孕妈妈吃水果有讲究

关于吃水果的宜与忌，众说纷纭，到底哪些水果可以吃，哪些水果不能吃？

•水果的性质分类•

性 质	水 果
热性	大枣、山楂、樱桃、石榴、荔枝、青果、榴梿、木瓜、橘、柑、白果等
凉性	西瓜、甜瓜、梨、香蕉、桑葚等
中性	葡萄、苹果、桃、杏、菠萝、龙眼、甘蔗、乌梅等

•一些水果不能多吃•

！山楂

山楂能活血、化瘀、通经络，会引起子宫收缩，有流产史或有流产征兆的孕妈妈应忌吃。

！西瓜

吃过多西瓜容易造成孕妈妈脱水、胎动不安和胎漏下血，有早产症状的孕妈妈要忌吃。

！柑橘

柑橘性温味甘，补阳益气，但过量食用反而于身体无益，容易引起燥热，发生口腔炎、咽喉炎等。

！猕猴桃

猕猴桃性寒，故脾胃虚寒者应慎食，有先兆性流产现象的孕妈妈千万不要吃猕猴桃。

•每天不要超过500克•

水果普遍含糖量较高，如果过多食用，会使孕妈妈体重增长过快，胎宝宝过大，增加分娩的难度，还会使孕妈妈体内的糖代谢发生紊乱，易患妊娠糖尿病，危害孕妈妈自身和胎宝宝的健康。因此，每天摄入水果的总量不要超过500克。

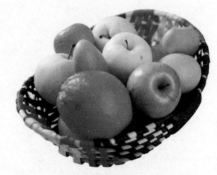

💡 维生素D的重要来源

经常晒太阳是人体获得充足有效的维生素D的最好途径。所以，孕妈妈一定要多去户外晒太阳，一方面可以促进皮肤中维生素D的转化，另一方面可以改善不良情绪，使心情更愉快。

● 晒晒太阳好处多 ●

🔘 帮助吸收钙元素

为了保证妊娠期间胎宝宝骨骼和牙胚的正常发育，孕妈妈必须增加钙的摄入量，而钙的吸收要借助人体血液中的维生素D。只有在紫外线照射后，人体皮肤中的7-脱氢胆固醇才能变成维生素D被人体吸收到血液中。常晒太阳能够加强孕妈妈的抵抗力，抵御各种感染。

● 晒太阳的时间有讲究 ●

在冬季，由于臭氧层出现季节性薄弱，太阳光中的紫外线加强，易给人的身体带来损伤。因此在冬季晒太阳要选择科学的时段。

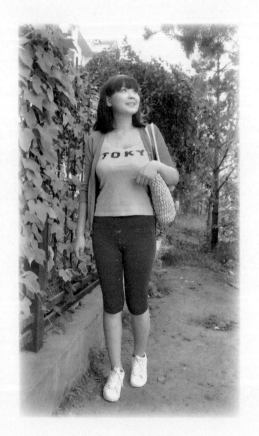

第一阶段为上午6~9时，这一时间段阳光以温暖柔和的红外线占上风，紫外线相对薄弱。红外线温度较高，对人体主要起温热作用，可使身体发热，促进血液循环和新陈代谢，增强人体活力。

第二、第三阶段分别是上午9~10时和下午4~5时，这两个时间段的照射特点是紫外线中的A光束成分较多，这时是储备体内"阳光维生素"——维生素D的大好时间。

要避开正午阳光以免晒伤皮肤。在阳台上晒太阳也可以，但必须打开窗户。因为紫外线的波长为0.04~0.39微米，不能穿透普通玻璃。

◉ 产检时间要知道

产检时间

产检的次数	怀孕的周数	需要检查的项目
第1次产检	孕12周	初次产检（血压、体重、宫高、腹围、多普勒、妇检）、孕期营养监测、B超、心电图、MDI分泌物、NT（胎儿颈项后透明带宽度）
第2次产检	孕16～20周	产检（血压、体重、宫高、腹围、多普勒胎心）、唐氏筛查、血常规+血型、尿常规、肝功+两对半、血糖、血钙、血脂、丙肝抗体、梅毒反应素、HIV抗体、优生四项（巨细胞病毒、单纯疱疹病毒、风疹病毒、弓形虫）、微量元素
第3次产检	孕20～24周	产检（血压、体重、宫高、腹围、多普勒胎心）、妊娠期高血压预测、妊娠期糖尿病筛查（糖筛）、大畸形筛查
第4次产检	孕28～30周	产检（血压、体重、宫高、腹围、多普勒胎心）、B超、血常规、尿常规
第5次产检	孕32～34周	产检（血压、体重、宫高、腹围、多普勒胎心）、血常规、尿常规
第6次产检	孕36周	产检（血压、体重、宫高、腹围、多普勒胎心）、胎心监护
第7次产检	孕38周	产检（血压、体重、宫高、腹围、多普勒胎心）、胎心监护
第8次产检	孕39周	产检（血压、体重、宫高、腹围、多普勒胎心）、胎心监护
第9次产检	孕40周	产检（血压、体重、宫高、腹围、多普勒胎心）、胎心监护、B超、血凝四项、血常规、尿常规、心电图

💡 名画欣赏《拾穗者》

随着胎宝宝的生长发育，孕妈妈容易出现睡眠不好的情况，这会导致孕妈妈情绪焦虑，所以最好做一些能平复自己情绪的事。请孕妈妈欣赏下面的油画。

● 走进绘画 ●

《拾穗者》是法国画家让·弗朗索瓦·米勒在1857年创作的著名油画，它描绘的是秋季收获后，人们从地里拣拾剩余麦穗的情景。画面的主体不过是3个弯腰拾麦穗的农妇，背景中是忙碌的人群和高高堆起的麦垛。这3人与远处的人群形成对比，她们穿着粗布衣衫和笨重的木鞋，体态健硕，谈不上美丽，只是谦卑地躬下身子，在大地里寻找剩余的粮食。然而，这幅内容朴实的画作却给人带来一种不同寻常的庄严感。

● 唯美视觉 ●

让·弗朗索瓦·米勒采用横幅构图，让主体人物出现在前景的原野上。3个主体人物分别戴着红、蓝、黄色的帽子，衣服也以此为主色调，牢牢吸引住观赏者的视线。她们的动作富于连贯性，沉着有序，布置在画面左侧的光源照射在人物身上，使她们显得愈发结实。

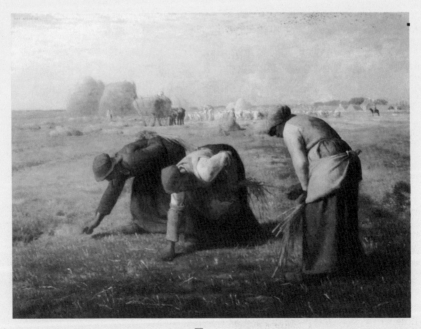

《拾穗者》/让·弗朗索瓦·米勒（法国）

第四节 孕12周 孕早期要结束了

胎儿从头部到臀部长60毫米，重12克左右。此时期胎儿会迅速成长，身体会长大2倍左右，其脸部结构已基本形成。虽然没有生成新的器官，但是巩固了几周前初长成的身体。

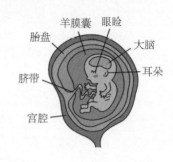

胎儿的肌肉已非常发达，可以在羊水中自由地活动，还会微笑、皱眉头。利用多普勒仪能清晰地听到胎儿的心跳声。

营养食谱推荐

自制的蔬果汁既营养又好消化，但要现榨现饮，不能放置太久，否则空气中的氧气会使果汁中的维生素C含量迅速降低。

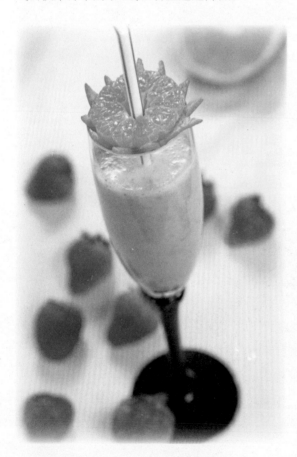

•草莓蔬果汁•

> 材料准备

草莓、芹菜各50克，胡萝卜100克，苹果1/2个。

> 做法

1. 将草莓去蒂，洗净；苹果去皮、去核后切成小块；胡萝卜、芹菜洗净、切成段。

2. 将草莓、苹果和切好的胡萝卜、芹菜放进榨汁机里，榨成汁即可。

⚐ 击退妊娠纹的小妙招

面对逐渐形成的妊娠纹，孕妈妈是不是有些头痛？没关系，掌握小妙招，击退妊娠纹。

•关于妊娠纹，你知道多少•

妊娠纹是怎么形成的？

孕期受激素的影响，腹部不断增大，皮肤弹性纤维与下层肌肉开始伸长，弹性纤维发生断裂，肌腱也发生不同程度的分离。皮肤表皮萎缩，真皮变薄，出现了粉红色或紫红色的不规则纵形裂纹，逐渐褪色呈银白色，触之柔软并有陷入感，就形成了妊娠纹。妊娠纹在产后会逐渐消失，留下白色或银白色、有光泽的妊娠纹痕。

妊娠纹最容易出现在哪些部位？

因为腹围在孕期膨胀的比率最大，因此，妊娠纹的形成部位，以腹部最多，其他较常见的地方，则有乳房周围、大腿内侧、臀部、胸部、腰部和手臂。妊娠纹的分布往往由身体的中央向外放射，呈平行状或放射状。

什么样的人容易产生妊娠纹？

并不是每一位孕妈妈都会有妊娠纹，而纹路的深浅或分布范围，也会因个人的体质、遗传性、体重增加的程度等而有所不同。

•提前预防，拒绝妊娠纹•

序　号	方　法
1	从怀孕初期即可选择适合体质的乳液、按摩霜，在身体较易出现妊娠纹的部位，勤按摩擦拭，以增加皮肤、肌肉的弹性以及血流的顺畅
2	怀孕期间多吃一些富含胶原蛋白和弹性蛋白的食物，如动物蹄筋和猪皮等，也具有一定的预防效果
3	将两粒美容用的维生素E胶囊剪开，滴入宝宝润肤油里，盖上盖子摇匀，让两者充分混合。怀孕期间，经常涂抹在容易长妊娠纹的部位，能够有效地预防妊娠纹

💡 激动人心的第一次产检

面对第一次产检，孕妈妈是不是既激动又紧张？产检前一天要休息好，把想要向医生咨询的问题提前记录下来，做好充分的准备。

• 产检的准备 •

是与否	准备物件
☐	身份证
☐	围产保健手册
☐	医疗保险手册
☐	费用

小贴士

第一次产检的时间和总的产检次数因人而异，不同医院的产检项目可能也会有所不同。产检过程非常短暂，准备一个本子，列出你的问题，以更有效地利用产检时间。

❗ 定期产检项目

身高	体重	血压
宫高	腹围	胎心
月经史	孕产史	手术史
心电图	家族病史	丈夫健康状况

❗ 特殊产检项目

序　号	产检项目
1	尿常规
2	血常规（凝血功能、血型、甲乙丙肝抗体、艾滋病抗体、梅毒抗体、肝功能、风疹病毒、弓形虫抗体、巨细胞病毒）
3	阴道检查
4	颈后透明带扫描
5	绒毛膜活检

解读产检报告

产检单上的那些专业名词和数据总是令人一头雾水，我们为你一一解答。

•解读超声波报告•

双顶径
头从左到右最长部分，也叫胎头大横径，以这个为基础来推断胎宝宝的体重和发育状态。

腹径
又称为"腹部前后径"。

头围
环头一周的长度。

腹围
肚子一周的长度。

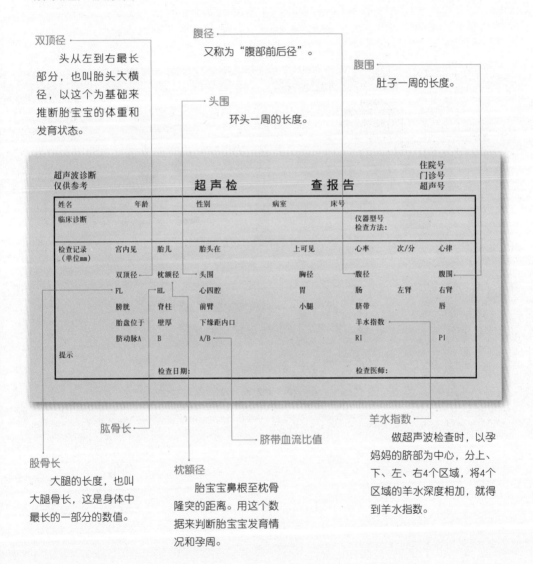

超声波诊断 仅供参考						住院号 门诊号 超声号		
		超 声 检			**查 报 告**			
姓名	年龄	性别	病室		床号			
临床诊断						仪器型号 检查方法		
检查记录 （单位mm）	宫内见	胎儿	胎头在		上可见	心率	次/分	心律
	双顶径	枕额径	头围		胸径	腹径		腹围
	FL	HL	心四腔		胃	肠	左肾	右肾
	膀胱	脊柱	前臂		小腿	脐带		唇
	胎盘位于	壁厚	下缘距内口			羊水指数		
	脐动脉A	B	A/B			RI		PI
提示								
		检查日期：				检查医师：		

肱骨长

脐带血流比值

羊水指数
做超声波检查时，以孕妈妈的脐部为中心，分上、下、左、右4个区域，将4个区域的羊水深度相加，就得到羊水指数。

股骨长
大腿的长度，也叫大腿骨长，这是身体中最长的一部分的数值。

枕额径
胎宝宝鼻根至枕骨隆突的距离。用这个数据来判断胎宝宝发育情况和孕周。

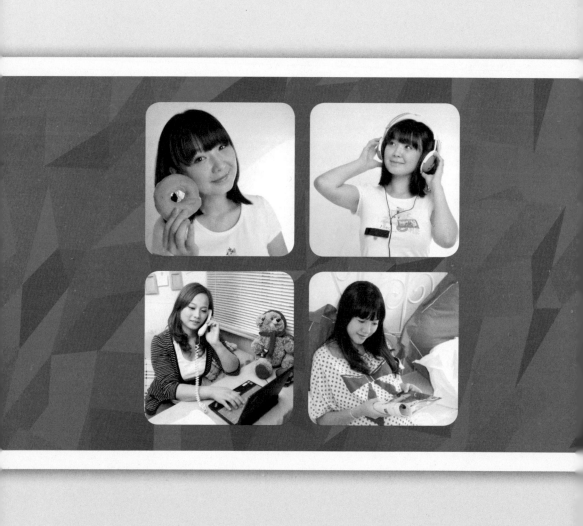

PART 4

孕4月·

最舒适的阶段

第一节 孕13周 孕中期开始了

此时胎儿对孕妈妈腹中发出的声音有了反应，听到声音就会四处蠕动。如果触摸到胎儿的手，手就会握拳，碰到双脚，脚就能缩回去。当身体的某个部位受到刺激时，胎儿的大脑就能做出反射，同时会命令受刺激部位做出相应的反应，这就是胎儿大脑的反射作用。胎儿的身体组织和器官将以更快的速度发育。刚开始以脐带形态存在的各器官，逐渐移动到胎儿腹部的部位。

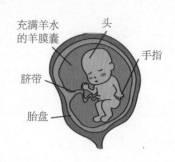

充满羊水的羊膜囊　头　手指　脐带　胎盘

🔍 这些食物要慎食

孕妈妈的饮食将关系到胎宝宝的健康发育，虽然食物中含有大量的营养物质，但有些食物是孕妈妈不宜多吃，甚至是不可以吃的。

•不宜多吃味精•

味精的主要成分是谷氨酸钠，食用味精过多会出现眩晕、头痛、嗜睡、肌肉痉挛等一系列症状，对有些孕妈妈来说，吃多了味精对胎宝宝很不利。血液中的锌与谷氨酸钠结合后便从尿中排出。所以，味精摄入过多会消耗体内贵的锌，导致孕妈妈体内缺锌，而锌是胎宝宝生长发育的必需品，锌缺乏，胎宝宝的生长发育势必受到影响。为了生一个健康的宝宝，孕妈妈切记要少吃味精。

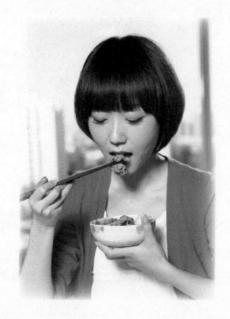

•忌食辛辣调味料•

茴香、花椒、辣椒粉、胡椒等调味品性热，且具有刺激性，孕妈妈的肠蠕动本来就在减缓，若再食用此类食品，易造成便秘。而在平时的膳食中，孕妈妈也不要摄入过多的盐分，避免水钠潴留引起水肿或高血压。

•慎食高热量食物•

如果怀孕前身体就较胖，或怀孕后体重突然增加，那么到孕中期就更要注意控制体重。孕妈妈要注意控制对高糖分、高热量、高脂肪食物的摄取量。此外，要改掉吃夜宵的习惯，因为睡觉前食用的食物很容易转化为脂肪。

🔆 日常生活中的孕妈妈动作姿势要点

随着腹部一天天大起来，孕妈妈时常会感到身体疲惫，行动也越来越不灵便。为了减轻不适、加强安全，请孕妈妈在每天的站、行、坐、蹲、卧中，保持正确的姿势。

●上下楼梯●

孕妈妈上下楼梯时，要看清台阶，一步一步慢慢地上下，整个脚掌都必须踩在台阶上，不可只用脚尖踩台阶，也不要弯腰或过于挺胸腆肚，只需伸直背部就行。妊娠后期，隆起的肚子遮住了向下的视线，上下楼梯时，更要注意千万别踏偏或踏空，踩稳了再走，如有扶手，一定要扶着走。

尽可能减少每天上下楼梯的次数，买菜尽量每周1次。日常生活要有计划，以减少出门走楼梯的次数。

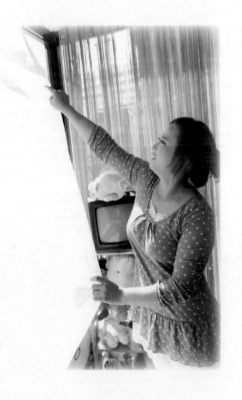

●蹲下拿放东西●

孕妈妈将放在地上的东西拿起或将东西放在地上时，不要不弯膝盖，只做弯腰的姿势和动作。要屈膝落腰，完全蹲下，或单腿跪下，把要拿放的东西紧紧地靠在身体上，再伸直双膝拿起来或放下去。

●高处取物●

孕妈妈取高处的物品时，不要将双脚的脚尖点地，以防止因站立不稳而摔倒。另外，也不要过高地抬起手臂，避免抻到。如果是摘取晾晒的衣物，也要注意地面湿滑情况，防止滑倒。

如果在高处的物体过重，还是不建议孕妈妈高处取物。日常生活中的小细节是非常重要的，孕妈妈一定要加倍小心。

💡 孕妈妈的美丽计划

孕妈妈的皮肤会出现较多油脂，发生色素沉着，还会出现妊娠纹。因此，孕期的皮肤调理、保湿、防皱工作丝毫不能放松，否则肌肤状况很容易趁着这个"时机"急转直下。

●基础护理●

在基础护理中应尽量选用不含香料、不含酒精、无添加剂或少添加剂的产品，如纯植物油或纯矿物油的卸妆油、婴儿油、婴儿皂，适合敏感肌肤的洗面奶、洁面乳等，避免接触刺激性强的香皂及各种药用化妆品。最好不要化彩妆，如实在需要，以淡妆为宜。尤其是唇膏，怀孕早期需特别注意。

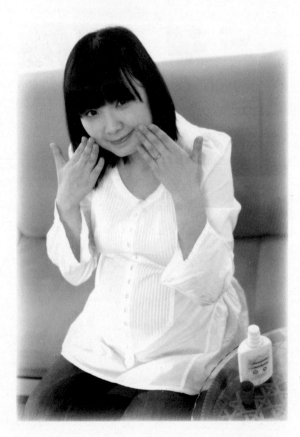

●控痘防斑●

激素的分泌量增多会导致皮肤表面色素沉着，约1/3的孕妈妈会长这种妊娠斑，没必要太担心，等宝宝出生后会自然淡化直到消失。若着急消斑反而徒劳无益，一些祛斑、美白品的成分还可能伤害了宝宝。可以用一些精纯的天然精油来淡化妊娠斑。

●防晒●

孕妈妈的肌肤对光特别敏感，不仅外出要防晒，在家中也要防晒。应尽量选择纯物理防晒（二氧化钛）的产品，SPF15一般不会有油腻感。特别是夏天，出门要戴好帽子或带防晒伞，以免紫外线灼伤敏感的肌肤。

音乐欣赏《仲夏夜之梦》

　　雅科布·路德维希·费利克斯·门德尔松·巴托尔迪为莎士比亚的喜剧《仲夏夜之梦》共写过两部音乐作品，一部是《仲夏夜之梦》序曲，另一部是为《仲夏夜之梦》所写的戏剧配乐。

●聆听旋律●

　　序曲为很快的快板，E大调，以木管的4个长和弦把人带进梦幻世界。第一主题是轻妙、飘逸的旋律，表现妖精的嬉戏，接着表现西西亚斯公爵及宫廷的氛围。第二主题优美的下降旋律表现情侣哈米亚与莱桑达。贝加莫舞曲出现后，由低音号模仿变成驴的官员波特姆的叫声。以第三主题为中心，配合其他旋律，变成发展部。再现部3个主题交织，终结部华丽地发展后，再回到梦幻的和弦。

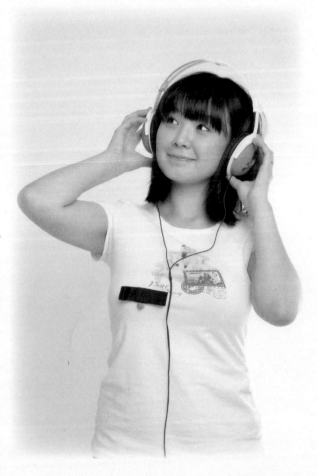

●走进音乐●

　　《仲夏夜之梦》序曲是雅科布·路德维希·费利克斯·门德尔松·巴托尔迪的代表作，它曲调明快、欢乐，是作者幸福生活、开朗情绪的写照。曲中展现了神话般的幻想、大自然的神秘色彩和诗情画意。全曲充满了一个17岁的年轻人流露出的青春活力和清新气息，又体现了同龄人难以掌握的技巧和卓越的音乐表现力，充分表现出作曲家的创作风格及独特才华。

第二节 孕14周 可以区分胎儿性别

现在通过超声扫描能分辨出胎儿的性别了。随着生殖器官的发育，男女生殖器官的区别更加明显。男婴开始形成前列腺，而女婴的卵巢从腹部移到骨盆附近。胎儿的脸部继续发育，逐渐形成面颊和鼻梁，耳朵和眼睛已经归位。胎儿的皮肤上开始长出螺旋形汗毛，并且覆盖全身。这些汗毛会决定胎儿将来的肤色，同时也有保护皮肤的作用。

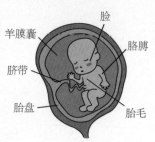

羊膜囊 脸 胳膊 脐带 胎盘 胎毛

选对内衣，穿出健康与美丽

孕妈妈选择合适的内衣，不但能够保证自己和胎宝宝的健康，而且在孕期及产后也能保持曼妙的曲线，增添成熟的迷人风采。

•选择文胸有学问•

从怀孕到分娩，乳房约增加两个尺码，孕妈妈应根据自身乳房的变化随时更换不同尺寸的文胸，不能为了省事而一个尺码用到底。尺码太小，过紧的文胸会影响乳腺的增生和发育，还会与皮肤摩擦而使纤维织物进入乳管，造成产后无奶或少奶。尺码太大，不能给予恰当的支持与包裹，日益增大的乳房就会下垂，乳房内的纤维组织被破坏后也很难再恢复。

•腹部保养讲究多•

❶尽早选择孕妇专用内裤

怀孕期间应将内裤更换成孕妇专用内裤。大部分的孕妇专用内裤都有活动腰带的设计，方便孕妈妈根据腹围的变化随时调整内裤的腰围大小。高腰的设计可将整个腹部包裹，具有保护肚脐和保暖的作用。

❶纯棉材质，健康保证

孕妈妈阴道分泌物增多，所以宜选择透气性好、吸水性强及触感柔和的纯棉质内裤，纯棉材质对皮肤无刺激，不会引发皮疹。

•正确测量体形很重要•

孕妈妈要选择适合自己身体的内衣，在购买前要量好三围的尺寸。

上胸围尺寸：乳房隆起的最高点；下胸围尺寸：乳房隆起处下缘。腰围尺寸：上半身最细的部位。臀围尺寸：臀部最丰满的部位。

职场妈妈巧搭上班装

谁说孕妈妈穿不出美丽？只要搭配得当，孕妈妈一样美丽动人。

•时尚孕妈搭配妙招•

⚠ **选择纯色的衣服**

避开那些图案复杂、颜色鲜艳的衣服，尽量挑选深色系的衣服。因为深色系的衣服适合很多场合，也比较容易搭配。

⚠ **选择合身的衣服**

合身的衣服会让孕妈妈看上去干净、整洁，讨人喜欢。

•孕妈衣橱必备装•

⚠ **运动夹克**

这种夹克质量轻，有衣袋和V字形翻领，非常适合平时上班穿着。如果普通的运动夹克不合适，也可以购买专门为孕妈妈设计的，底边没有收身的夹克，流畅的线条使孕妈妈显得精致、干练。

⚠ **黑色的连衣裙**

可以单独穿，也可以搭配夹克一起穿。黑色的连衣裙颜色简单而且雅致，款式选择高腰的，能够勾勒出身体的曲线，减少臃肿的感觉，最适合职场孕妈妈。

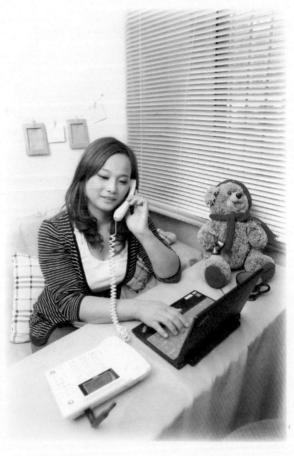

⚠ **合适的衬衫**

宽松的短款翻领衬衫是更合适的选择，因为它可以凸显孕妈妈美丽的锁骨，会显得脖子修长，看起来很精神。

🔅 孕妈妈，你补钙了吗

钙质无法在体内存储，因此，一定要每天进行补充。可以通过饮食、服用营养剂、晒太阳等方式有效补钙。

● 孕期缺钙的症状 ●

❗小腿抽筋
一般将在怀孕5个月时出现，往往在夜间更容易发生。

❗牙齿松动
缺钙能造成牙齿珐琅质发育异常，硬组织结构疏松。

❗妊娠高血压综合征
缺钙与妊娠高血压疾病的发生有一定关系。

❗关节、骨盆疼痛
如果钙摄取不足，在激素的作用下，孕妈妈骨骼中的钙会大量释放出来，从而引起关节、骨盆疼痛。

● 补钙小窍门 ●

❗选择最佳的补钙时间
补钙的最佳时间是在睡觉前、两餐之间，晚饭后休息半小时即可补充。

❗补钙同时适量补充维生素D
维生素D能够调节钙磷代谢，促进钙的吸收。除了服用维生素D外，也可以通过晒太阳的方式在体内合成。

❗补钙并非越多越好
孕妈妈过度补钙会使钙质沉淀在胎盘血管壁中，引起胎盘老化、钙化，分泌的羊水减少，胎宝宝头颅过硬。因此补钙要科学，千万不要盲目地补钙。

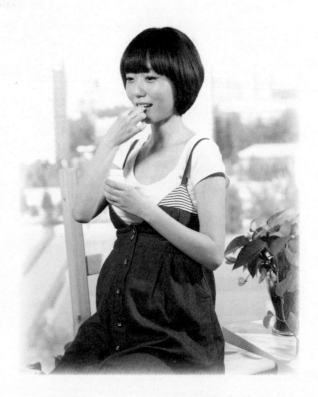

💡 孕期是否一定要禁欲

　　进入孕中期，胎宝宝已经在子宫中稳固地"安营扎寨"了，适当的性生活所带来的一定程度的子宫收缩对胎宝宝也是一种锻炼。

| ✓ **正确的体位** | ✗ **错误的体位** |

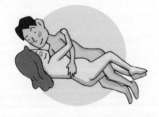

1
- - - - - - - - - - - - - - - - - - - -

　　前侧位：腿交错着互相拥抱。不进行腹部的压迫，结合较浅，可保证孕妈妈腹部安全。

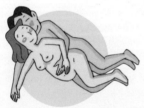

2
- - - - - - - - - - - - - - - - - - - -

　　侧卧位：侧卧着，从后面抱住孕妈妈的体位。孕妈妈的身体伸展着，不用担心出现压迫腹部的情况发生。

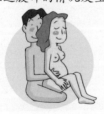

3
- - - - - - - - - - - - - - - - - - - -

　　前坐位：同向坐着的体位。可以依据情况调节深浅程度，是对于孕妈妈来说更舒适的一种体位方式。

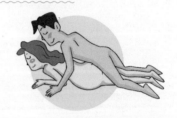

1
- - - - - - - - - - - - - - - - - - - -

　　后背位：后背位结合较深，也容易对腹部产生压迫，要避免这种体位。

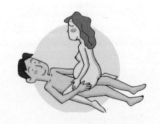

2
- - - - - - - - - - - - - - - - - - - -

　　骑乘位：孕妈妈在上面的体位，结合较深，会对子宫口产生刺激，要避免这种体位。

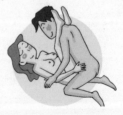

3
- - - - - - - - - - - - - - - - - - - -

　　屈曲位：腿放在准爸爸肩上的体位，会对腹部产生压迫，要避免这种体位。

💡 有趣的对联欣赏

客上天然居，居然天上客；

人过大佛寺，寺佛大过人。

据说乾隆皇帝当年在一家名为"天然居"的酒楼想出上联：客上天然居，居然天上客。当时纪晓岚陪同，对句：人过大佛寺，寺佛大过人。

水车车水，水随车，车停水止；

风扇扇风，风出扇，扇动风生。

唐伯虎和祝枝山到乡村，看到农夫车水。祝枝山出上联曰：水车车水，水随车，车停水止。唐伯虎对道：风扇扇风，风出扇，扇动风生。祝唐巧妙之对，传诵一时。

十口心思，思妻思子思父母；

言身寸谢，谢天谢地谢君王。

这是一首拆字对联。解缙在皇帝身边侍读，想回乡探亲又不好开口说，皇帝看出来，只要解缙对出他出的上联就准许解缙回家：十口心思，思妻思子思父母。只见解缙悠悠对来：言身寸谢，谢天谢地谢君王。

天上月圆，人间月半，月月月圆逢月半；

今夜年尾，明朝年头，年年年尾接年头。

这副对联出自明末清初著名文学家金圣叹之手。一年中秋赏月，他偶得一上联："天上月圆，人间月半，月月月圆逢月半"，却苦思不得下联。直至大年三十除夕夜守岁时，他的妻子慨叹曰："今夜是最后一天，明日又是一年的开头了。"金圣叹一听，一阵狂喜，连说"有了，有了！"随即兴奋地续出了下联：今夜年尾，明朝年头，年年年尾接年头。

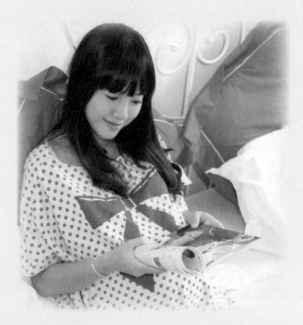

有志者，事竟成，破釜沉舟，百二秦关终属楚；

苦心人，天不负，卧薪尝胆，三千越甲可吞吴。

这是蒲松龄的自勉联，用来鼓舞自己，只要下定决心、刻苦努力，像项羽一样抱着破釜沉舟的勇气，像勾践一样卧薪尝胆地坚持，就一定可以获得成功！

第三节 孕15周 胎盘完全形成

怀孕15周时，胎盘终于完全形成。胎盘具有保护胎儿、提供营养和氧气的作用。此时羊水的量也开始增多，胎儿在羊水中可以自由地活动。怀孕中期，通过超声波检查能看到胎儿的各种活动。随着肌肉逐渐发达，胎儿会握拳、睁开眼睛、皱眉头，有时还能吸吮自己的大拇指。

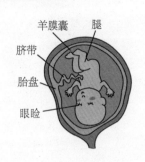

羊膜囊　腿
脐带
胎盘
眼睑

💬 了解腹部疼痛的原因

腹痛是妊娠期常见的症状，有些腹痛是由正常的胎动或宫缩引起的，有些却是疾病降临的信号。腹部藏五脏装六腑，所以出现腹痛的情况切不可麻痹大意。

•由妊娠引起的疼痛•

❶ 早孕反应腹痛

在孕早期出现一些并不很剧烈的腹痛和不适，但持续时间不长，很多时候还伴有呕吐，这是早孕反应的表现。随着孕早期的结束，这些疼痛、不适会自然消失。

❶ 子宫增大压迫痛

怀孕3～4个月时出现下腹痛，这一时期子宫增大比较快，子宫周围的脏器因受到挤压而出现下腹部疼痛。随着妊娠月份的增加，疼痛会有所减轻或消失。

❶ 食管裂孔疝

怀孕4～7个月时出现上腹部疼痛，多伴有胸闷、气短、胸痛、饱胀感、泛酸、打嗝儿等症状。在怀孕晚期症状会更为明显。

❶ 早期宫缩

从怀孕3个月起，偶尔出现腹部紧绷感，有时伴随轻度

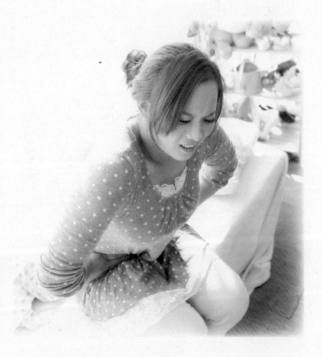

疼痛，发生时间无规律性，也无阴道出血现象。这是一种生理现象，不必顾虑。

⚠先兆流产

怀孕7个月之内出现少量阴道出血，常比月经量少，血色多为鲜红色，有时伴有下腹痛、腰痛及下坠感。

⚠胎盘早期剥离

怀孕5个月后，突然出现大量阴道出血，持续性或轻或重的腹痛，腹部胀大变硬，按压时明显疼痛，常伴有恶心、呕吐、头晕眼花、面色苍白等症状。

⚠宫外孕

大多数在怀孕3个月内发生，主要表现为不规则的少量阴道出血，血色暗红。突发腹痛并逐渐加重，进而发生晕厥和休克。

⚠葡萄胎

怀孕后早孕反应较为明显，腹部增大较快，胀痛而无胎动感，约在怀孕3个月阴道出现不规则出血，腹痛可轻可重，并可有水泡状物流出。

•不是由妊娠引起的腹痛•

⚠急性阑尾炎

开始时出现上腹或脐周疼痛、呕吐，有时大便次数增加，数小时后因炎症波及局部腹膜，疼痛开始固定在阑尾所在的右下腹位置。

⚠肠梗阻

腹部绞痛、呕吐、腹胀，排便和排气停止。如果孕妈妈在怀孕之前曾经做过腹部手术，手术后发生的肠粘连往往是孕期引发肠梗阻的原因。

⚠胆石症和胆囊炎

右上腹发胀疼痛，右肩或后背部放射疼痛，活动和呼吸时疼痛加剧，并可有发热、寒战、恶心、呕吐的症状。

⚠急性胰腺炎

突然发作的持续性中上腹部剧痛，常在饱餐后发生，伴有发热、恶心、呕吐，严重者可发生腹膜炎和休克。

⚠附件炎

腹痛不能触碰，发热，阴道分泌物增多、色黄、有臭味，还可出现头痛、食欲缺乏、呕吐、腹泻、尿频、尿急等症状。

💡 孕妈妈乳房保养方案

从孕中期开始，乳腺真正发达起来，此时对乳房进行合理的保养，有利于产后哺乳和恢复。

•坚持乳房按摩•

乳房若出现一般胀痛，孕妈妈可以用双手握住两侧的乳房，两手交替地按摩。每天有规律地按摩一次，也可以在洗澡或睡觉前进行2~3分钟的按摩。动作要有节奏，乳房的上下左右都要按摩到。

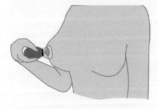 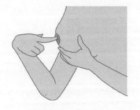 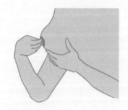

1. 首先清洁乳头。用拇指、示指、中指同时向里按压乳头清洁器。

2. 用1根手指按住乳头，进行扭动。

3. 用3根手指抓住乳头，进行扭动。

•不要刺激乳房•

乳头周围分布着大量的神经，内分泌物是通过神经传导的，如果过多刺激会使催产素分泌过多，作用于子宫，促进子宫收缩，易诱发流产、早产。因此孕期不宜过多地刺激乳房和乳头。孕妈妈要时时刻刻注意对乳房的保养，因为保养既能保持乳房的形体美，也能为将来哺乳打下良好的基础。

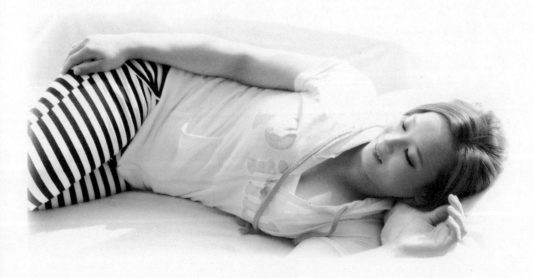

减压手指操　月亮船

月亮船

弯弯的月亮，小小的船，
小小的船儿两头尖。
我坐在船上抬头看，
只见闪闪的星星，蓝蓝的天！

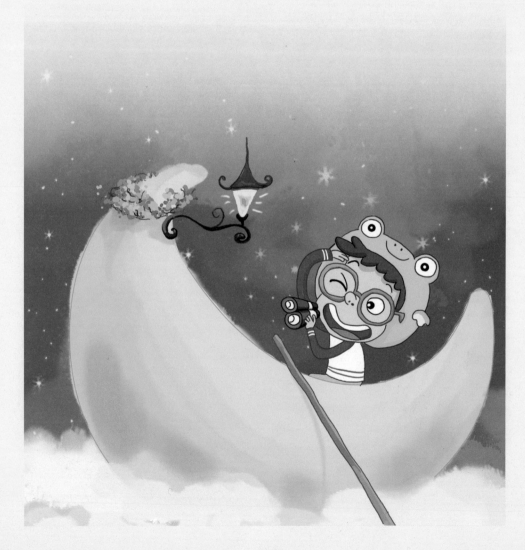

·手指操·

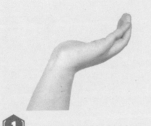

1 -----------------------

　　左手五指并拢，手心向上，手指略微弯曲。

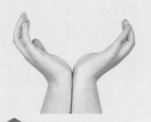

2 -----------------------

　　右手与左手动作一样，双手手腕相贴。

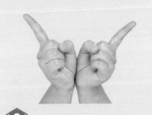

3 -----------------------

　　双手握拳，手腕相贴，向斜上方伸出示指。

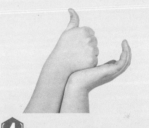

4 -----------------------

　　左手同步骤"1"，右手握拳伸出拇指放于左手手掌。

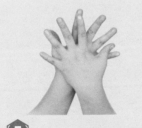

5 -----------------------

　　双手五指伸开，左手手心放于右手手背上，成扇面状。

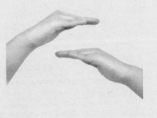

6 -----------------------

　　双手手指并成掌状，右手在上，左手在下。

孕妈妈补碘三大攻略

孕妈妈的营养一向是孕期的重点，其中，碘的补充十分重要。孕妈妈缺碘易发生甲状腺肿大，并影响胎宝宝的发育。因此，从现在开始，补碘势在必行。

•食盐中的碘•

为满足成人每天150微克的碘需要量，应该摄入6～8克食盐。然而与非孕时期相比，孕妈妈需要增加33%的碘摄入量，这意味着孕妈妈要多吃半勺盐，才能满足对碘的需要量。

•多维元素片中的碘•

孕妈妈可以选择一种适用于孕期的多维元素制剂来补充维生素、矿物质和微量元素，由于碘的安全摄取范围较窄，孕妈妈选用时一定要看清其中的营养素成分。

•食物中的碘•

依靠这些天然食物补碘的好处是无过量的风险，海藻类食物如海带、紫菜、裙带菜等，含碘量高，孕妈妈每周吃50克，就能有效补碘，但不宜经常大量食用。

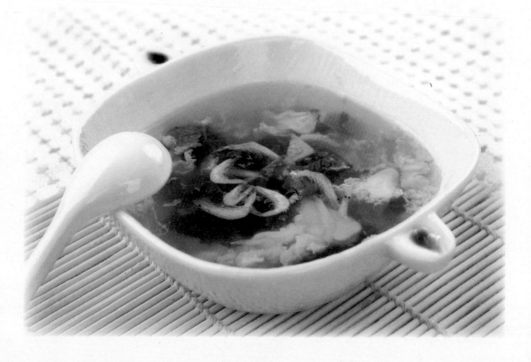

第四节 孕16周 胎儿的神经系统开始工作了

身体的骨骼和肌肉会更加坚固，出现钙的沉积。汗毛覆盖全身。胎儿的神经系统开始工作，并且能协调运动。胎儿握住了拳头，张开了小嘴，嘴唇开始活动，有时还会做吞咽的动作。胃肠开始制造出消化液。

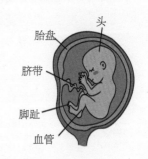

（图注：头、胎盘、脐带、脚趾、血管）

💡 口腔保健，你做好了吗

许多口腔疾病都容易在妊娠期间发生或加重，一方面与身体变化有关，另一方面与孕妈妈的饮食有关。想要在孕期维护好牙齿，一定要做好口腔卫生保健。

● 孕期牙病易发的原因 ●

1.怀孕后，女性体内激素增多，会使牙龈毛细血管扩张、弯曲、弹性减弱，以致血液瘀滞及血管壁通透性增强而造成牙龈炎。

2.孕妈妈由于饮食习惯和身体状况的改变，容易忽略口腔卫生，这也是牙病的重要诱因。

● 护牙爱齿，开始行动 ●

❗营养和运动

蔬菜、水果、米饭、鱼、肉、蛋、乳类都要均衡摄取。另外，孕妈妈在平时可做上下叩齿动作。这样不仅能增强牙齿的坚固性，还能增加口腔唾液分泌量。

❗有效刷牙

孕妈妈在每餐后必须刷一次牙，通常提倡"三三三刷牙法"，即每次在饭后3分钟之内刷牙，每颗牙的内侧、外侧、咬合面都要刷到，每次刷牙不能少于3分钟。

❗针对性保健

如果孕妈妈由于吃酸性零食过多而引起牙齿过敏，可以嚼含川椒粒或使用脱敏牙膏，如果出现齿龈出血或水肿，最好使用能消炎止血的药物牙膏。如果有龋齿，要选用含氟或含锶的牙膏。

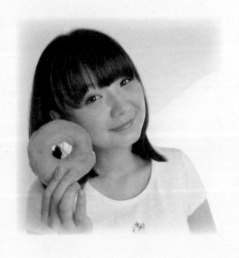

💡 指甲透露着孕妈妈的健康信息

孕妈妈机体的功能情况会在指甲上有一定的反映。孕妈妈平时只要注意观察指甲上的微妙变化，便可预测自己的健康状况。

● 看指甲的形状 ●

如果孕妈妈的指甲形状像一个小匙子，甲色苍白，那么就有贫血的可能。如果发现指甲是这样的话，就要及时去医院检查，接受专业的治疗。

● 看指甲的颜色 ●

如果孕妈妈的指甲无光并且全部是白色的，这可能是妊娠合并有肝部疾病的征兆，也许是缺乏锌元素及维生素B_6的征象。孕妈妈常会觉得手脚发凉、精神很差、易疲劳，而且皮肤干燥、粗糙，毛孔粗大。要增强血液循环，减少代谢产物和毒素对肝脏的损害。饥、饱不匀的不良饮食，会引起消化液分泌异常，导致肝脏功能失调。所以白指甲孕妈妈产检的时候别忘了化验肝功能。

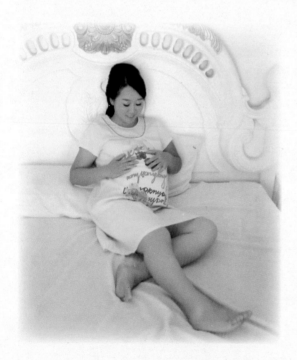

● 看指甲的质地 ●

如果孕妈妈的指甲发黄，很容易折断，做家务的时候轻轻碰撞一下，指甲顶端就会整块劈碎，那就要警惕有没有妊娠期糖尿病了。妊娠期糖尿病将危及孕妈妈和胎宝宝的健康，普通人患糖尿病的明显症状是三多一少，多饮、多食、多尿和消瘦，孕妈妈却没有什么明显症状，不易发现，通常要靠抽血和糖耐量试验筛查。

做好孕中期的体重管理

怀孕并不意味着可以让体重无限增长，身体越胖，越容易引发疾病，产后恢复也比较困难。因此，从孕中期开始，一定要控制好体重，做到合理增长。

• **每天称两次体重，掌握体重走向** •

建议孕妈妈每天称两次体重，最好是早晨一次，晚上一次，并将每天的数据记录下来，细心的孕妈妈还可以把每天吃的食物、数量记录下来，这样更容易科学地控制体重。

有些孕妈妈为了控制体重而放弃主食，每天用零食来填饱肚子，其实这种做法是错误的，这反而更容易使体重增加。

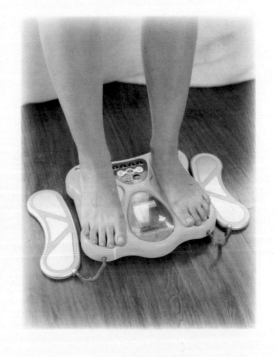

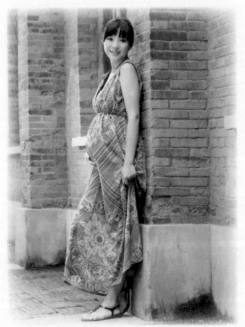

• **每天散步1小时，创造锻炼的机会** •

散步是最休闲，也是最有效的消耗热量、帮助消化的方法，尤其是晚餐胃口比较好的孕妈妈，要坚持散步。忙碌了一天，出去散步还可以缓解疲劳，增进和准爸爸的交流。

• **规律的生活作息，避免晚睡晚起** •

规律的生活作息是必需的，即使休息在家也不能晚睡晚起，否则很容易使体重增加，而且孕妈妈的作息很容易影响到胎宝宝，小心他也是个小懒猫。

💡一起来做孕妇操

怀孕13～28周，孕妈妈进入孕中期。在此期间早孕反应逐渐减轻，食欲增加，孕妈妈进行体育锻炼不仅有利于自身的身体健康，而且有利于胎宝宝的生长发育。

• 进行有规律的运动 •

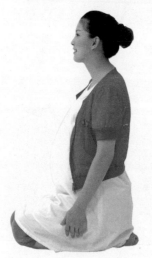

1. 跪坐，深呼吸。

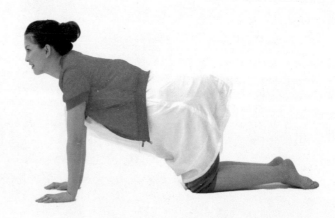

2. 跪正，臀部与膝盖垂直；两手放在膝盖的前方，手掌与膝盖平行，吸气，腰部凹陷，头抬高，脸向前。

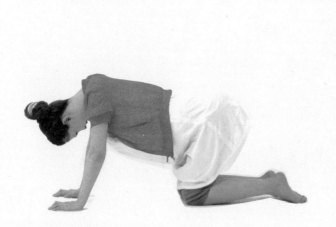

3. 腰部上下摆动：呼吸，腰部抬高，头向内缩，深呼吸，腰部上下摆动数次。

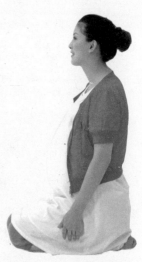

4. 还原，将呼吸调整均匀。

💡 展开想象，跟宝宝说说话

　　想象常常可以起到舒缓孕妈妈情绪的作用，例如心理学上就有一种放松的方法：通过引导词让人想象森林、海洋、海岛，从而引导人们通过想象放松心情，孕妈妈也可以利用这种方法胎教。

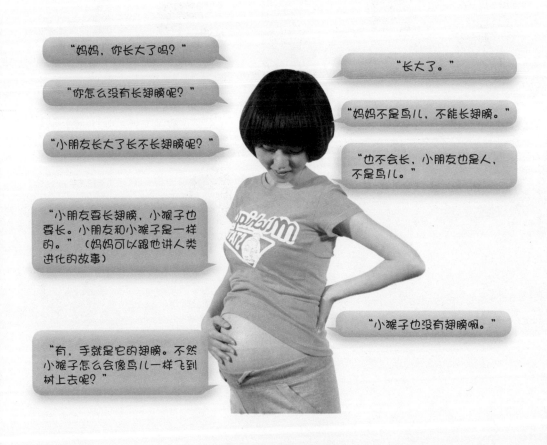

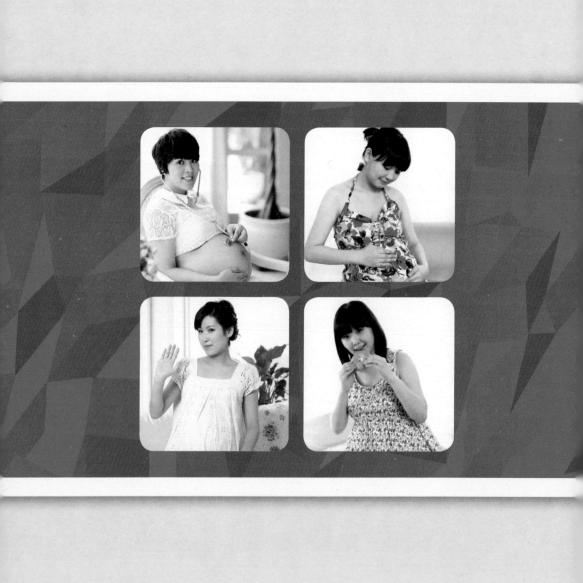

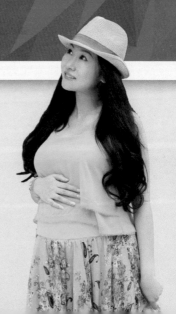

PART 5

孕5月·

能感受到胎动了

第一节 孕17周 宝贝，安心住下吧

这个时期，最大的变化是胎儿身上开始生成脂肪。脂肪能调节胎儿的体温，维持正常的新陈代谢。虽然这一时期胎儿的脂肪量很少，但是临近分娩时，脂肪将会占体重的70%左右。

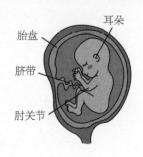

耳朵
胎盘
脐带
肘关节

🔲 锁住食物的营养

制定孕妈妈食谱时，食物的种类固然重要，但在食物的烹饪方法上同样需要下功夫。即使是同一种食物，由于烹饪方法的不同，其营养含量也不尽相同。

•锁住钙的烹饪技巧•

菠菜、苋菜等蔬菜含草酸多，可先焯后炒，焯的过程中能去掉绝大部分草酸，有利于钙的吸收；醋有助于钙的利用吸收，炒豆芽菜、炖排骨、做小酥鱼时，都可以加点儿醋。

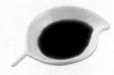

•锁住维生素C的烹饪技巧•

将蔬菜择干净后，先洗后切，切完后再炒，可防止维生素C流失。维生素C喜欢酸性环境，所以，烹饪时应该适当地放点儿醋。炒菜时还应采取大火快炒。

•锁住维生素B$_1$的烹饪技巧•

米饭别捞，面食别炸。因为捞饭时维生素B$_1$会溶进汤中，油炸食品的维生素B$_1$保存率低。

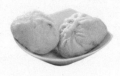

•锁住胡萝卜素和番茄红素的烹饪技巧•

胡萝卜素和番茄红素喜油，只有溶解在脂肪里才能被人体吸收，所以，榨汁或生吃胡萝卜、番茄，都会浪费这两种抗氧化物，最好是烹饪后食用。

预防胎宝宝贫血，补铁是关键

怀孕中晚期，孕妈妈对铁元素的需求量更大了，如果从食物中摄取不能满足需要，那么就容易导致孕妈妈和胎宝宝贫血。

•加强铁质的摄入•

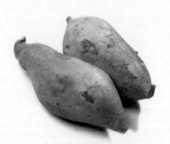

铁是人体生成红细胞的主要原料之一，孕期缺铁性贫血，不但会导致孕妈妈心慌气短、头晕、乏力，还可导致胎宝宝宫内缺氧，生长发育迟缓，出生后智力发育障碍。因此，在孕期应特别注意补充铁剂。

孕5月要加强补铁

由于怀孕到第5个月时，胎宝宝会以相当快的速度成长，血容量扩充，铁的需求量会成倍增加，所以孕妈妈对铁的需求量也跟着增加。如果不注意铁质的摄入，非常容易患上缺铁性贫血。

富含铁的食物

种　类	食　物
谷类	糙米、小米、玉米、燕麦、黑芝麻
豆类	绿豆、紫芙豆
菌藻类	紫菜、海带、口蘑、杵蘑、黑木耳
海产品	海蜇皮、海蜇头、虾米、虾皮
蔬菜类	菠菜、芹菜叶、苦菜、马铃薯
动物类	动物的肝脏

◐ 孕妈妈抽筋怎么办

怀孕后小腿抽筋多是由缺钙引起的，补钙的同时补充维生素D、镁、磷等营养素，能够促进钙质更好地吸收。

● 引起腿部抽筋的原因 ●

腿部抽筋是孕期不适的一种病态现象。孕妈妈腿部肌肉负担增加，体内钙与磷比例不平衡。怀孕期间走太多路、站得太久，都会令小腿肌肉的活动增多，以致孕妈妈体内的钙不敷使用，因而引起腿部肌肉痉挛。另外，血液循环不良或寒冷也是引起抽筋的原因。

● 预防抽筋的关键 ●

1. 睡觉时脚不要伸直。如果是仰卧，在膝盖下垫一个软枕头；侧卧时，可将软枕夹在两膝之间，这样有助于血液流回心脏。

2. 坐姿时可将脚垫高，在家里可把脚放在茶几上。上班时，可在桌下放一把小凳或木箱垫脚。

3. 为保证腿部血流畅通，孕妈妈不要穿高跟鞋或过紧过硬的鞋子，应选择平稳舒适的软底鞋。

4. 最关键的是平时增加钙的摄入，尤其是牛奶、虾皮、紫菜、海带、大豆和豆制品。吃这些食物时要少吃菠菜，因为菠菜中草酸含量较多，会与钙结合成草酸钙，影响钙的吸收。

5. 孕妈妈平时要多晒太阳，若抽筋频繁，可以遵医嘱口服钙片。

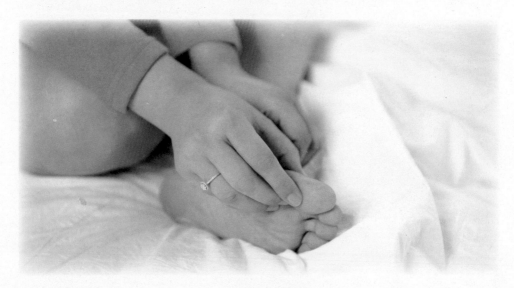

💡 对付小腿水肿有妙招

　　到了孕中期，增大的子宫压迫双腿静脉血管回流，组织体液淤积而引起小腿水肿，这是正常现象，分娩后就会消退。

● 注意保暖 ●

　　水肿，即水分积存。为了消除水肿，必须保证血液循环畅通、气息顺畅。为了做到这两点，除了安心静养外，还要注意保暖。在怀孕期间尽量避免穿着过紧的衣服、鞋袜。

● 充分休息 ●

　　消除水肿最好的方法莫过于静养。研究表明，人在静养时，心脏、肝脏、肾脏等负担会减少，水肿自然会减轻或消失。

● 抬高双腿 ●

　　建议孕妈妈在睡前或午休时把双腿抬高15~20分钟，可以起到加速血液回流、减轻静脉内压的双重作用，不仅能缓解孕期水肿，还可以预防下肢静脉曲张等疾病的发生。

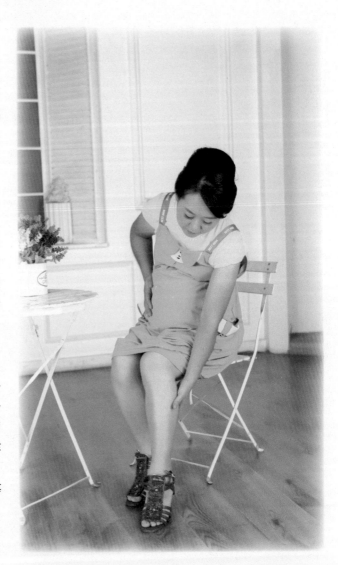

🔊 第二次产检：唐氏综合征筛查

唐氏综合征是一种偶发性疾病，每一个孕妈妈都有可能生出"唐氏儿"。因此，孕期进行唐氏筛查非常必要。

●特别需要进行唐氏筛查的准爸妈●

序　号	筛查人群
1	妊娠前后，孕妈妈有病毒感染史，如流感、风疹等
2	受孕时，夫妻一方染色体异常
3	夫妻一方年龄较大，超过35岁
4	妊娠前后，孕妈妈服用过致畸药物，如四环素等
5	夫妻一方长期在放射性环境或污染环境下工作
6	有习惯性流产史、早产或死胎的孕妈妈
7	夫妻一方长期饲养宠物

●解读唐氏筛查报告●

AFP（甲胎蛋白）：AFP是胎宝宝的一种特异性球蛋白，可预防胎宝宝被母体排斥。AFP正常值应大于2.5MoM，化验值越低，胎宝宝患唐氏征的概率越高。怀有先天愚型胎宝宝的孕妈妈，其血清AFP水平为正常孕妈妈的70%，即平均MoM值为0.7～0.8MoM。

HCG（人绒毛膜促性腺激素）：人绒毛膜促性腺激素值越高，胎宝宝患唐氏征的概率越高。怀有先天愚型胎宝宝的孕妈妈，其血清HCG水平呈强直性升高，平均MoM值为2.3～2.4MoM。

插花生活　水果兰花草

　　孕妈妈要保持良好的心态与情绪，打理花草就是很惬意的事情。孕妈妈趁着现在身体还不算疲劳，好好怡情养性吧！

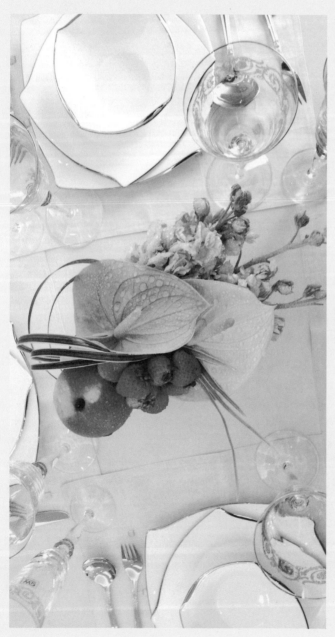

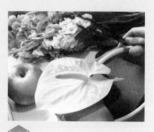

❶ 插入主花和水果。

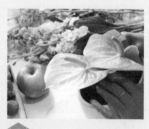

❷ 用配花将花果间的空隙填满。

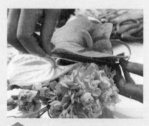

❸ 最后将兰花草呈环绕状插入花泥即可。

第二节 孕18周 胎儿心脏跳动更加活跃

随着心脏跳动的活跃，利用听诊器可以听到胎儿心跳的声音，而且利用超声波可以查出心脏是否有异常。这个时期，胎儿的大部分骨骼开始由软骨逐渐变硬。

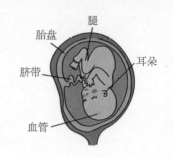

腿

胎盘

脐带

耳朵

血管

💡 腰酸背痛怎么办

孕期由于身体和生理上的变化，孕妈妈会出现腰酸背痛的现象，看来当妈妈真不是一件容易的事，掌握一些小窍门，可远离腰酸背痛。

● 挺起腰椎向前走 ●

❗ 站姿

双腿平行直立，膝盖微向前弯曲，重心置于足部，肩稍往后，两臂放松。当然，孕妈妈是不适合长时间站立的，如果需要长时间站立，可以在前面放一个小脚凳，让双脚轮流置于脚凳上，或将双脚前后叉开站立，重心放在后脚，隔一段时间再换脚。

❗ 由坐而站

猛然从座椅上站起来，会使得腰椎受力过大而受伤，应以手力、腿力辅助腰力，用双手握住椅子的扶手，慢慢地将身体撑起，才能避免腰椎受伤。

● 坐姿睡姿要调整 ●

❗ 坐姿

孕妈妈应选择有扶手、有靠背的椅子来坐；坐时臀部和背部要紧贴椅背，臀部与背部应成90°，膝盖与脚跟也要成90°。如果需要长时间坐着，可在腰后加个小枕头帮助支撑腰椎；如果椅子太高，可加个小脚凳，避免双脚悬空。肩、颈、头部保持直立与平衡，肩部自然放松下垂，身体靠近工作平台，上臂自然垂放在身体两侧，背部保持正常的曲度，双脚平放于地面上。

❗ 睡姿——左侧卧

双腿支撑骨盆，然后轻轻扭动骨盆，一直调整到腰部舒适地紧贴床面为止。

❗ 起床姿势

不要由平躺直接抬起上身，先要保持上半身与下半身在同一平面上，然后同时侧向翻身，待转过身子之后，先用手将上半身撑起，同时将双腿沿床边放下，再坐直上半身。

💡 第三次产检

在18周左右，孕妈妈需要做第三次产前检查，这样可以发现胎宝宝是否健康，是否多胎，甚至还能鉴定胎宝宝是否畸形。

● 详细的超声波检查 ●

孕18周时做超声波检查，主要看胎宝宝外观发育上是否有较大的问题。医生会仔细量胎宝宝的头围、腹围，看大腿骨长度及检视脊柱是否有先天性异常。

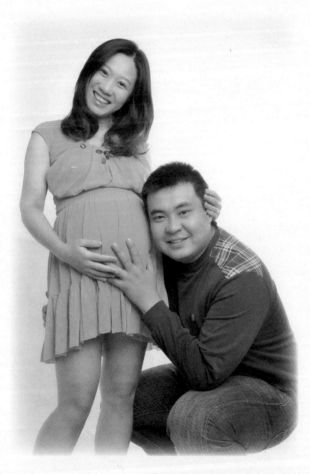

● 羊水穿刺检查 ●

羊水检查是产前诊断常用的有创伤性的一种方法。利用羊水检查，可预测多种新生儿疾病：

❗ **染色体或遗传代谢疾病**

可以用羊水中胎宝宝脱落下来的细胞做培养实验，细胞培养后可检测染色体疾病或遗传代谢病，这种检测方法比较科学、准确。

❗ **无脑儿或开放型脊柱裂畸形**

可以通过检查羊水中甲胎蛋白的含量来判断胎宝宝是否患此类疾病。当正常怀孕15～20周时，羊水中甲胎蛋白的含量在10微克/毫升以下。若偏离此数值，就有可能发生无脑儿或开放型脊柱裂畸形等。

💡 阴道出血别惊慌

一些孕妈妈在孕中期会出现阴道出血的异常状况，这让孕妈妈很担心：阴道出血会影响到胎宝宝吗？会不会流产呢？别害怕，马上前往医院。

● 葡萄胎 ●

⚠ 自诊要点

会有持续的阴道出血，早孕反应严重，HCG水平特别高，子宫大于正常妊娠月份。

⚠ 如何处理

马上住院治疗，经过超声波检查、血液检查等确诊是葡萄胎时，医生会做及时处理，进行"清宫"。因为该病会演变成绒癌，所以在两年内还要监测HCG水平，以防止出现异常状况。

● 流产 ●

⚠ 自诊要点

阴道有少量出血，根据流血量和积聚在阴道内的不同时间，颜色可为鲜红色、粉红色或深褐色。有时有轻微下腹痛，胎动有下坠感，轻度腰酸腹胀。

⚠ 如何处理

经过超声波检查、血液检查等确诊是自然流产时，医生会做及时处理，将子宫内的残留物清理干净。

● 异位妊娠 ●

⚠ 自诊要点

从出血量上来看，没有办法区分宫外孕与先兆流产等，孕囊没有破裂时，不会有痛感。一旦破裂，就会疼得难以忍受，且大量出血。

⚠ 如何处理

6~7周时进行超声波检查，确认宫腔内没有孕囊后需要立即住院，进行腹腔镜手术，将子宫外的孕囊处理掉。

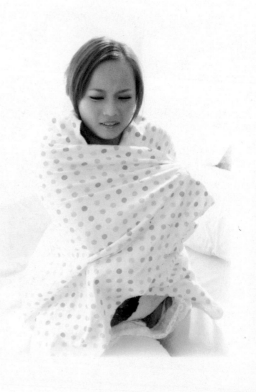

避开胎教的误区

胎教是孕妈妈与胎宝宝心灵沟通的第一步，所以孕妈妈都特别重视胎教，但是孕妈妈可能不知道，胎教实施不当，对胎宝宝也不好，那么如何避开胎教的误区呢？

● 误区一：拍打"胎教" ●

胎宝宝在腹中的时候，胎动并不是闲来无事在和孕妈妈做游戏，他可能是伸个懒腰或换个睡姿。此时对他的拍打很容易会使他烦躁不安，这并不能起到胎教的作用。

● 误区二：所有世界名曲都适合胎教 ●

胎教要定时、定点，时间不宜过长。每天孕妈妈可以设定20分钟来听音乐。在选择音乐时要有讲究，不是所有的世界名曲都适合进行胎教，最好要听一些舒缓、欢快、明朗的乐曲，而且要因时、因人而选曲。在怀孕中期，听欢快、明朗的音乐比较好。

● 误区三：胎教可以随时随地进行 ●

首先，胎教要适时适量。要了解胎宝宝的活动规律，一定要选择胎宝宝觉醒时进行胎教，且每次不超过20分钟。其次，胎教要有规律性。每天要定时进行胎教，让胎宝宝养成规律生活的习惯，同时也利于出生后养成良好的生活习惯。最后，胎教要有情感交融。在施教过程中，孕妈妈应注意力集中，完全投入，与胎宝宝共同体验，建立起最初的亲子关系。

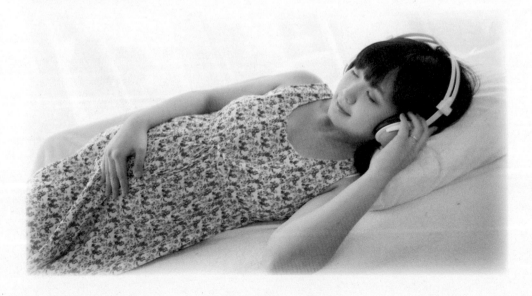

💡黏土手工 萝卜

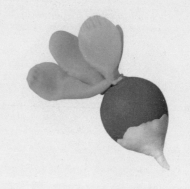

1------------------
取绿色、白色、红
色黏土各一块。

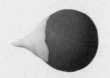

2------------------
将红色黏土搓成圆
形作为萝卜的主体。

3------------------
将白色黏土捏成沙
漏状。

4------------------
将白色沙漏状黏土粘
在萝卜主体上作为根部。

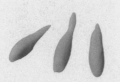

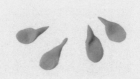

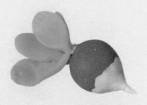

5------------------
绿色的黏土先搓成
条状。

6------------------
用手指按压一段成
为叶片状，用小梳子压
出叶脉。

7------------------
将叶子与萝卜粘在
一起，完成。

第三节 孕19周 胎儿的表情变丰富了

怀孕19周以后，胎儿的表情变得非常丰富。有时皱眉头，有时转动眼球，有时面带哭相。头发越长越粗，越来越多。随着连接肌肉和大脑的运动神经元的发达，胎儿可以按照自己的意志活动。通过超声波检查，可以看到胎儿的各种动作：有时踢腿、有时弯曲身体、有时伸展腰部、有时吸吮大拇指。

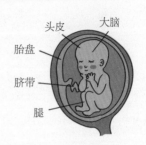

（图注：头皮 大脑 胎盘 脐带 腿）

孕妈妈鼻出血莫紧张

很多孕妈妈在孕期都会出现鼻出血的现象，千万别着急，提前学会一些鼻出血的护理方法可能会派上用场。

• 鼻出血的处理方法 •

当孕妈妈流鼻血时，不要慌乱，按照以下步骤进行止血：

1. 先将血块擤出来，清除血块后，血管内的弹性纤维才能收缩，使流血的开口关闭。

2. 坐在椅子上，用手指紧紧捏住鼻子，千万不要向后仰或躺下，否则血液会回流到嗓子里。

3. 在出血的鼻孔里塞一团干净的湿润棉花，然后捏住鼻子，持续压紧约5分钟，若仍无法止血，再重复进行塞棉花和捏鼻子。

4. 鼻血止住后，在鼻孔内涂抹少量维生素E软膏，帮助鼻内伤口愈合。

• 如何预防鼻出血 •

⚠ 增加空气湿度

当环境干燥时，鼻子需要更努力地工作，鼻黏膜血管极易受到损伤，因此建议使用加湿器来提高空气湿度，加湿器中加入蒸馏水，自来水不够纯净，会导致鼻黏膜过敏。

⚠ 补充维生素C

维生素C是形成胶原蛋白所必需的物质。上呼吸道组织里的胶原蛋白帮助黏液附着于适当的场所，使鼻窦及鼻腔内产生一层湿润的保护膜。

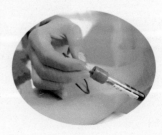

⚠ 补充维生素K

维生素K是正常凝血功能所必需的。其主要来源有苜蓿、海带，以及所有深绿色叶菜类。

💡 孕中期的饮食指导

　　孕中期是胎宝宝身体各项功能发育的重要时期，孕妈妈提供的营养关系到胎宝宝的茁壮成长。因此，合理补充营养尤为重要。

• 如何一人吃，两人补 •

　　孕中期孕妈妈的基础代谢率增加，每天所需的营养也比平时多，食欲自然大增。如果担心发胖，或胎宝宝过大而过度限制饮食，则有可能造成母体营养不良，甚至影响胎宝宝生长发育。另外，孕妈妈也应该注意把握好饮食的质与量，不要让体内脂肪堆积过多。

　　由于食欲增加，孕妈妈的进食量会逐渐增多，容易引起一些肠胃问题，孕妈妈要做好肠胃的保健工作。当胃胀时，可以服用1～2片干酵母，以增强肠胃消化功能。进入孕中期，孕妈妈还应注意对于钙及维生素D的补充。

• 甜食不能吃太多 •

　　脂肪在营养素中的热量最高，分为植物性脂肪和动物性脂肪。植物性脂肪含有细胞膜的成分，所以，孕妈妈应适当补充。但动物性脂肪不仅不能给胎宝宝提供营养，过量摄取还会直接变成孕妈妈的皮下脂肪，导致肥胖。

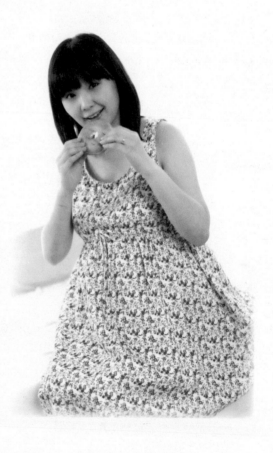

　　孕中期，孕妈妈若想控制体重，应该减少动物性脂肪的摄取量，最好用植物性脂肪代替。与动物性脂肪一样危险的是甜食，甜食也是导致肥胖的根源，所以孕妈妈不要一次吃过多的甜食。

• 肉食、素食均衡搭配 •

　　怀孕后长期坚持素食极不利于胎宝宝的正常发育。据研究表明，孕期不注意营养，蛋白质供给不足，可使胎宝宝的脑细胞减少，影响日后的智力，还可导致胎宝宝畸形或营养不良。

💡 给胎宝宝取一个小名

给胎宝宝取一个小名，虽然他还没有出生，不能见到爸爸妈妈，但这对他的身心发育和健康生长却是很有益的。

● 取名字，有意义 ●

在胎宝宝还没有出生的时候给他取一个小名，然后经常对着腹部亲切地叫胎宝宝的小名，当胎宝宝熟悉孕妈妈的声音和名字后，就会形成条件反射，出生后再呼唤宝宝，他听到熟悉的声音和名字就会有所回应，这也是一种非常好的胎教方式。

● 取名字，有讲究 ●

❗ 以数字、虚词起名

数字有很强的表现力，在名字里加入数字，往往令人有耳目一新的感觉。名字中的数字有很多学问，只要巧妙运用，就能起出新意。虚词：之、以、亦、然，与实词搭配，文化气息比较浓厚。

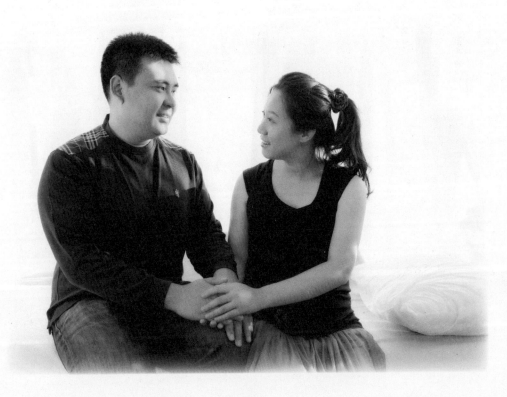

💡 远离这些食物

怀孕期间，孕妈妈变得格外嘴馋，准爸爸对此也有求必应。但为了保证合理的营养供给，准爸爸一定要注意孕妈妈的一些饮食禁忌，严格把好食物关，以免因饮食不当造成对孕妈妈和胎宝宝的危害。

●少食辣味●

也许孕妈妈由于没有食欲而依赖于辣椒等刺激性食物，这就需要注意了。芥末、山俞菜、辣椒、咖喱等辛辣的食物对孕妈妈有刺激作用，少量摄取没有太大的问题，多了就会刺激胃肠，造成胃肠蠕动加剧、胀气，加重孕妈妈痔疮、便秘等不适症状，甚至会影响胎宝宝的健康发育，孕期应该控制食用。

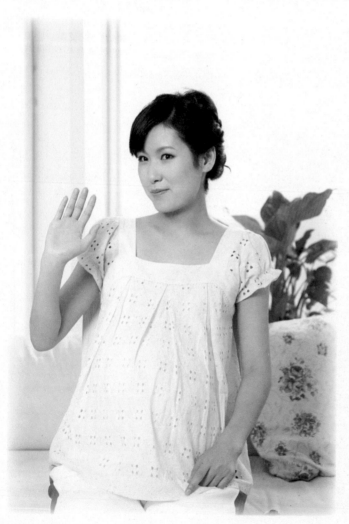

●谨食冷饮●

孕妈妈怀孕后由于内热，喜欢吃冷饮，其实这对身体健康极为不利。孕妈妈的胃肠对冷热的刺激非常敏感。多吃冷饮会使胃肠血管突然收缩，胃液分泌减少，消化功能降低，从而引起食欲缺乏、消化不良、腹泻，甚至引起胃部痉挛，出现剧烈腹痛，而且会刺激胎宝宝，使他在子宫内躁动不安，胎动变得频繁。因此，准爸爸一定要做好监督，孕妈妈不能因贪吃冷食而影响自身和胎宝宝的健康。

💡 寓言故事《断尾的狐狸》

一只狐狸被猎人的捕猎器夹断了尾巴。没有了尾巴的狐狸真是难看极了，受了这种耻辱之后，它觉得脸上无光。狐狸怕被同伴们取笑，所以决定劝说其他狐狸也去掉尾巴。那样的话，大家都一样了，谁也不会笑话谁。于是，它召集了所有的狐狸，劝说它们割去尾巴。它信口雌黄地说："尾巴既不雅观，又很笨重，我们拖着它，是多余的负担。我劝大家还是将没有什么用的尾巴去掉吧，就像我一样，多好啊！"

其他狐狸正在将信将疑地听着，断了尾巴的狐狸没注意到同伴的表情，说得更起劲了。这时，有一只狐狸站起来说："喂，朋友，如果这对你没利，你就不会这样煞费苦心地来劝说我们了。"

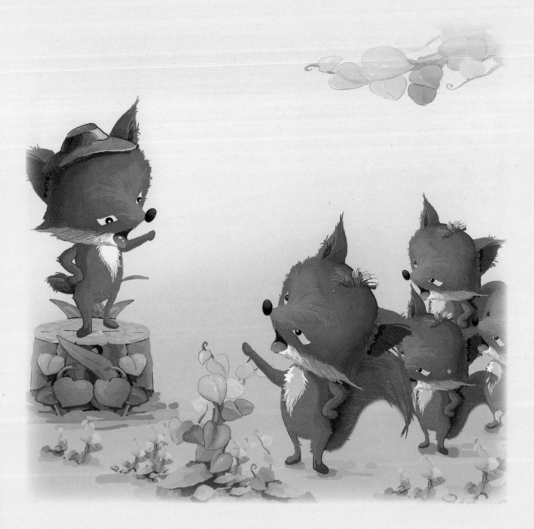

第四节 孕20周 感觉器官快速发育

这个时期，胎儿的感觉器官快速发育。视觉、听觉、味觉、嗅觉等感觉器官的神经细胞得到全面发展。胎儿的皮肤区分为真皮和表皮，怀孕20周时，表皮变成4层。皮肤上有很多皱纹，而且从皮肤表面的皮脂腺上分泌出白色的胎脂。

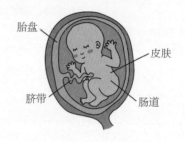

胎盘　皮肤　脐带　肠道

孕妈妈将免疫抗体传送给胎宝宝

恭喜呀恭喜，现在你已经走过了近一半的孕程。胎宝宝会通过血液"邮递员"收到妈妈送给他的一件礼物——免疫抗体，它会帮助宝宝在出生后的最初一段时间内抵抗疾病。

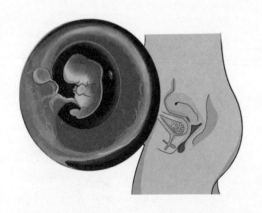

●胎宝宝的发育●

20周时的胎宝宝生长趋于平稳，身长已达16.5厘米，体重达到250克。胎宝宝的感觉器官进入成长的关键时期，大脑开始划分专门的区域，进行嗅觉、味觉、听觉、视觉以及触觉的发育。胎宝宝的视网膜形成了，开始对光线有感应，这时可以用手电筒照射腹部进行光照胎教，胎宝宝对强光的反应会很大。胎宝宝经常喝羊水，吸收营养，在羊水里呼吸和排尿。

●孕妈妈的变化●

孕妈妈的子宫顶部现在已经达到了肚脐的位置，体重可能已经增长了4.5千克。从现在起，预计每周孕妈妈的体重会平均增加0.45千克左右。如果孕妈妈怀孕之前体重偏轻，此时需要多增加一些；如果孕前孕妈妈的体重偏重，此时需要少增加一些。要确保孕妈妈摄入足够的铁，这种矿物质主要用来制造血色素，即红细胞中携带氧气的部分。在孕期，孕妈妈的身体需要更多的铁来满足胎宝宝的发育和胎盘的需要，同时配合孕妈妈血容量增加的要求。富含铁的食物包括瘦肉、禽类、鱼、扁豆和其他豆类、谷物等。

💡 胎动的感觉真奇妙

胎动是胎宝宝和孕妈妈之间亲密的互动，会使孕妈妈激动万分，孕妈妈会感觉到胎宝宝是真实存在的。

● 胎动时，胎宝宝在做哪些运动 ●

全身性运动：整个躯干的运动，例如翻身。这种运动力量比较强，而且每一下动作持续的时间比较长，一般为3~30秒。

肢体运动：伸伸胳膊、扭一下身子等，每一下动作持续时间一般为1~15秒。

下肢运动：也就是孕妈妈常常感觉到的胎宝宝的踢腿运动。这种动作很快，力量比较弱，每一下胎动持续时间一般在1秒以内。

胸壁运动：比较短而弱，一般孕妈妈不太容易感觉得到。

● 胎宝宝这时最活跃 ●

胎宝宝在晚上最活跃，一方面因为胎宝宝在此时比较有精神，另一方面，孕妈妈通常在这段时间能静下心来感受宝宝的胎动，所以会觉得动得特别多。

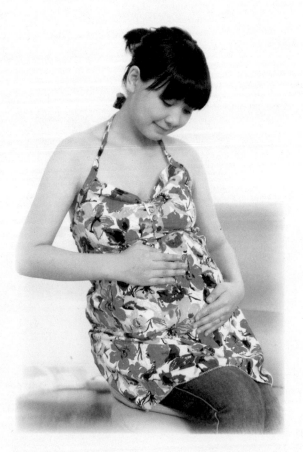

🔆 胎动规律早知道

胎宝宝什么时候动得多，什么时候动得少，都是有规律的，每个阶段胎动的方式也是不同的。掌握胎动的规律可以帮助孕妈妈判断胎宝宝的发育和生活情况。

• 孕16~20周：胎动不明显 •

胎动位置：此时胎动多发生在腹部下方中央，靠近肚脐的位置。

胎动感觉：这段时间孕妈妈刚能感觉到胎动，胎宝宝的运动量不大，动作也不剧烈，因此，孕妈妈对胎动的感觉并不明显，有时肚子会有"咕噜咕噜"的感觉，第一次怀孕的孕妈妈常会认为这是消化不良、饥饿的表现。

• 孕21~35周：胎动最激烈 •

一般从28周开始，胎宝宝的生活节奏就比较明显了，他会有睡觉和觉醒的周期。醒着时，胎动较多，胎动的幅度也大；睡觉时，就显得很安静，即便有胎动，动作也很小。

孕29周以后，胎动的幅度变小了，但胎动的频率会达到最高峰，胎动方式也变得多种多样了，孕妈妈也能更加明显地感觉到胎动。

• 孕36~40周：胎动有所减弱 •

胎动位置：胎动遍布整个腹部，并随着胎宝宝的升降而改变位置。

胎动感觉：随着胎宝宝越长越大，大翻身式的胎动不再那么频繁了。如果胎宝宝正在吮吸自己的拇指，突然发现"找不到"拇指了，他的小脑袋就会从一边转到另一边，试图找回自己的拇指。这时，孕妈妈就会感到胎宝宝这一快速、突发的胎动。

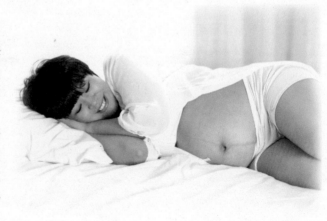

在孕期的最后两周，胎动可能会稍慢下来，宝宝成长的速度也会稍稍下降。这些都是正常的，孕妈妈不必担心。

学会数胎动，监测胎宝宝的健康

数胎动是判断胎宝宝安全与否的一种简单而直观的手段。因此，孕妈妈要每天坚持定时数胎动并记录下来。

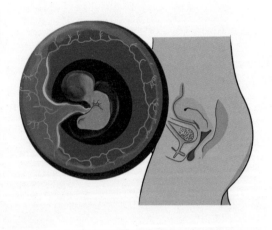

● 胎动多少算正常 ●

胎动的强弱和频率个体差异很大。有的12小时多达100次以上，有的只有30～40次。但只要胎动有规律、有节奏，变化曲线不大，就说明胎宝宝的发育是正常的。

● 怎样数胎动 ●

一般从孕28周开始数胎动，直至分娩。每天早、中、晚固定一个自己最方便的时间数3次胎动，每次数一小时。数胎动时可以坐在椅子上，也可以侧卧在床上，把双手轻放在腹壁上，静下心来专心体会胎宝宝的活动。用纽扣或其他物品来计数，胎动一次放一粒纽扣在盒中，从胎宝宝开始活动到停止算一次，如其中连续动几下也只算一次。一小时后，盒中的纽扣数即为一小时的胎动数，将3次数得的胎动数相加，再乘以4，即为12小时的胎动数，将结果记录下来。

学习测量宫底高

宫底高是下腹耻骨联合处至子宫底部的高度，它和胎宝宝在子宫内的生长发育情况密切相关。

请丈夫帮忙测量

测量宫底高度这项任务可以请丈夫帮忙完成，将测量的结果记录下来，以便判断胎宝宝的发育情况与怀孕周数是否相符。具体的测量方法如下：

1. 排空小便，平躺或半卧在床上。

2. 用软尺测量耻骨联合上缘中点至宫底的距离。

耻骨联合的位置：通俗地讲，耻骨联合的位置就是阴毛覆盖区域的骨头。

3. 一般从怀孕20周开始，每4周测量一次；怀孕28～35周每两周测量一次；怀孕36周后每周测量一次。

宫底高度的变化规律

孕16～36周，宫底高度平均每周增加0.8～0.9厘米，孕36周以后增加速度减慢，每周增加0.4～0.5厘米。

孕 周	腹围上限（厘米）	腹围下限（厘米）	标准（厘米）	宫底位置
20	76	89	82	在肚脐下约1横指
24	80	91	85	在肚脐上约1横指
28	82	94	87	在肚脐上约3横指
32	84	95	89	约在肚脐与胸骨下端剑突之间
36	86	98	92	宫底达到最高值，其中央部分在胸骨剑突下2横指
40	89	100	94	胎头下降到骨盆，宫底恢复到孕32周时的高度

💡 腹胀严重的调理方法

腹胀是孕期特有的生理现象，有时它只不过是子宫肌肉收缩运动的结果，我们把缓解腹胀的秘密告诉孕妈妈，做到有备无患。

•少量多餐•

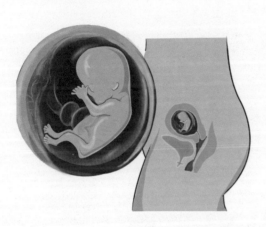

如果孕妈妈已经感到肠胃胀气，却还大量进食，在增加肠胃消化负担的同时，只会令胀气情况更加严重。妊娠中期的孕妈妈可采用少量多餐的进食原则。每一餐不要吃太饱，从每日三餐的习惯，改至一天吃六至八餐，以减少每餐的分量。孕妈妈可多吃含丰富纤维素的食物，如蔬菜、水果，以及含丰富纤维素的小食品。纤维素能帮助肠道蠕动。流质的食物虽然较好进食，却并不一定好消化，因此孕妈妈可选择半固体的食物。

•细嚼慢咽•

吃东西时应细嚼慢咽，不要说话，避免用吸管喝水。不要常常含着酸梅或咀嚼口香糖等，这些都可避免让不必要的气体进入腹部。

•多喝温开水•

孕妈妈每天至少要喝1 500毫升的水，充足的水分能促进排便。每天早上起床后可以先补充一大杯温开水，也有促进排便的功效。

•保持适当运动•

为了减轻孕期腹胀，孕妈妈应适当增加每天的活动量，饭后散步是最佳的活动方式。随着孕期增加，每天散步的次数也可慢慢增加，或是延长每次散步的时间。建议孕妈妈可于饭后30分钟至1小时，到外面散步20～30分钟。

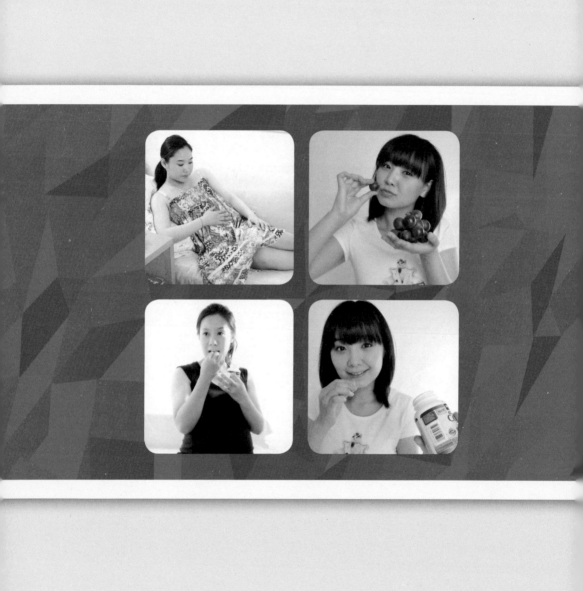

PART 6

孕6月·

保持愉悦的心情

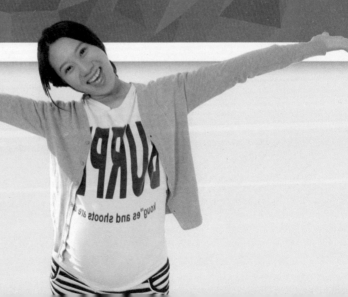

第一节 孕21周 消化器官逐渐发育

从怀孕21周开始，胎儿的消化器官越来越发达，可以从羊水中吸收养分和糖分。通过对羊水的吸收，胎儿的消化器官逐渐发育。随着胎脂的增多，胎儿的身体处于滑润的状态。胎脂可以保护胎儿的皮肤免受羊水浸润的影响。

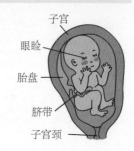

子宫
眼睑
胎盘
脐带
子宫颈

孕妈妈怎样吃能减少热量的摄取

·热能·

每天主食摄入量应达到或高于400克，并且精细粮与粗杂粮搭配食用，热能增加的量可视孕妈妈体重的增长情况、劳动强度进行调整。

·优质蛋白质·

每天比孕早期多摄入蛋白质。动物蛋白质占全部蛋白质的一半以上。

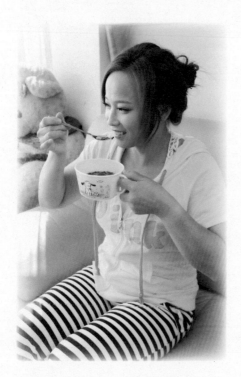

·脂肪·

孕妈妈应适当增加植物油的摄入量，也可适当选食花生仁、核桃、芝麻等含必需脂肪酸较高的食物。

·维生素·

主食要有米、面并搭配杂粮，蔬菜多样化，保证孕妈妈摄入足够的维生素。部分孕妈妈缺乏维生素D，应注意多吃海鱼、动物肝脏及蛋黄等富含维生素D的食物。

·无机盐和微量元素·

孕中期，孕妈妈应多吃含钙丰富的食物，如乳类及乳制品、豆制品、鱼、虾等。每日应摄入的钙不少于1 000毫克；摄入足量的锌和铁也是同样重要的，建议孕妈妈每日锌摄入量为20毫克，铁摄入量为25毫克。

💡 记忆力下降别担心

怀孕后，由于内分泌的变化会导致孕妈妈的记忆力有所下降，不是丢三落四就是很快忘记一些事情，如何缓解这种状况呢？

• 为什么变"笨"了•

这些变化可能与怀孕后内分泌的改变有关，孕期需要操心和考虑的事情比较多，再加上睡眠质量大不如前，所以脑力跟不上，记忆力就会有所下降。

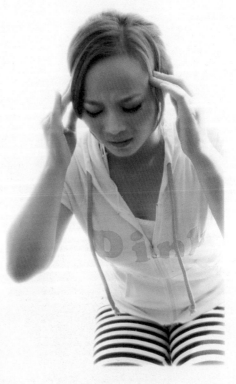

• 提高记忆力的方法•

❗ 保持好心情

减少生活、工作的压力。压力会让大脑的记忆中心受损，做事情应该尽量慢慢来，如果工作压力让孕妈妈不堪负荷，那么不妨先休息一段时间，不要因为压力而让心情处于低谷。

❗ 适度运动

除非有早产的顾忌，否则应该安排适当的产前运动。运动不但有助于分娩，还可以起到提振精神，增强专注力的作用。

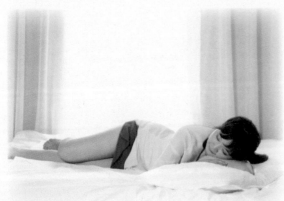

❗ 保证充足的睡眠

因受激素及怀孕带来的烦恼的影响，不少孕妈妈不容易入睡或容易醒。可以在睡前做一些松弛运动、温水淋浴、听听轻柔的音乐等来改善。

💡 告别孕期抑郁症

不良的情绪会呈现一种不稳定性的发展，孕妈妈情绪沮丧、心情焦虑会增加胎宝宝在发育中的危险，所以孕妈妈一定要控制好自己的情绪。

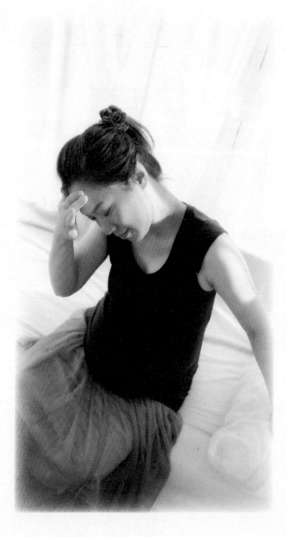

•容易被忽视的孕期抑郁症•

孕期抑郁症与产后抑郁症一样普遍，但往往容易被忽视。如果没有得到充分重视和及时治疗，孕期抑郁症也具有相当的危险性，如果孕期的抑郁情绪得不到及时调整，就很容易增加患产后抑郁症的概率。

•两条小妙招，远离抑郁症•

❗尽量使自己放松

孕妈妈也许会觉得应该抓紧时间找好产后护理人员，给房间来个大扫除，或在休产假以前把手头的工作都结束，其实这其中最重要的一条，就是善待自己。尽量多做一些会使孕妈妈感觉愉快的事情。

❗释放不良情绪

如果孕妈妈感觉到郁闷的情绪久久挥之不去，应该及时与准爸爸、亲密的朋友倾诉，或者是咨询医生。孕妈妈处在怀孕的非常时期，需要爱人和朋友的精神支持，而只有当他们明白孕妈妈的一切感受时，他们才能给予正确的安慰和帮助。

💡 孕妈妈玩折纸

有趣的折纸游戏可不只是小朋友的专利，孕妈妈不妨试一试，手指动一动，胎宝宝更聪明。

●可爱的小兔子●

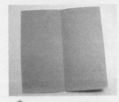

1 将正方形纸对折，从中间展开。

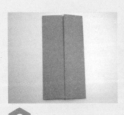

2 将左右两边向折痕折叠后打开。

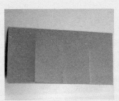

3 将纸张顶边向底边进行折叠。

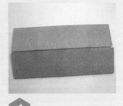

4 将两个边向折痕折叠后打开。

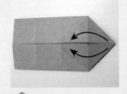

5 用手指分别打开右边的上下两个边。

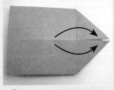

6 还原后将折纸模型左边的矩形向后翻折。

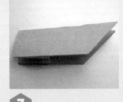

7 将整个折纸的上部向后折。

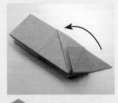

8 按箭头所示，将右边的三角形展开。

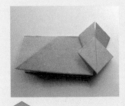

9 将三角形两个顶角向上翻折，四边形的底角向后折。

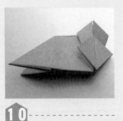

10 如图所示，将左边角向右边折叠。

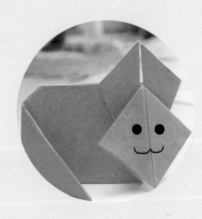

💡填色游戏 老鼠

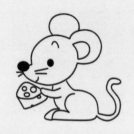

1 ------------------
按照图片样式描画
线条。

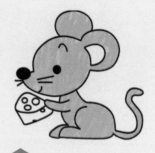

2 ------------------
用蓝色蜡笔填上老
鼠的身体。

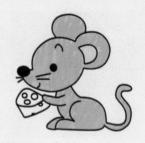

3 ------------------
用淡蓝色蜡笔画上
耳朵。

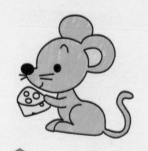

4 ------------------
用黄色的蜡笔将奶
酪画好，完成。

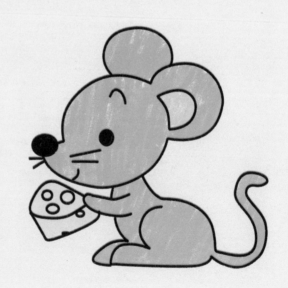

第二节 孕22周 胎动更频繁了

这个时期，胎儿的骨骼已经完全形成，关节也很发达，胎儿能抚摸自己的脸部、双臂和腿部，还能吸吮手指头，甚至能低头。此时期胎儿的眼皮和眉毛基本上已形成，而且手指甲也能够覆盖到手指末端。

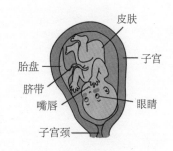

皮肤
子宫
胎盘
脐带
嘴唇
眼睛
子宫颈

💡 进补要适当

人参、燕窝、鹿茸、蜂蜜都是传统的滋补佳品，也是现代人进补时的选择对象，孕妈妈孕育着一个家庭未来的希望，为了后代的健康，一番大补往往是免不了的。面对传统的滋补佳品，孕妈妈应该如何选择呢？

●人参●

人参具有补虚扶正等多方面的药理功效。如果体质虚弱的孕妈妈出现少量阴道出血、腰酸或下腹隐痛，有流产可能时，以人参补气固摄中药，往往可收到很好的安胎效果；当妊娠呕吐厉害、孕妈妈身体虚弱时，可以人参配合健脾胃药物调理。

●燕窝●

燕窝是滋补珍品，含有丰富的活性蛋白及各种维生素、氨基酸、矿物质和钙、铁、磷、碘等微量元素，多种营养成分易被人体吸收。

妊娠中期是孕妈妈和胎宝宝都已安定的时期。可用燕窝配合各种美食食谱，一人吃两人补。建议每次食用3～5克，每天一次。空腹食用，早晚均可。

妊娠28周以后要避免过度疲劳，此时进食燕窝注意不要摄盐过多，建议早上食用燕窝，以免晚上等待空腹时间过长，引起疲劳。建议燕窝3～5克，每天或隔天一次食用。

●鹿茸●

鹿茸是名贵药材，含有磷脂、糖脂、胶脂、激素、脂肪酸、氨基酸、蛋白质及钙、磷、镁、钠等成分，有较好的强身作用。

孕妈妈最好不要滥用鹿茸，因为经常服用鹿茸，会加剧孕吐、水肿、高血压、便秘等症状，甚至引发流产或死胎。

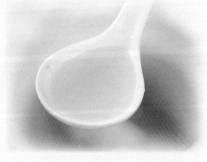

💡 巧吃水果护牙龈

多吃富含维生素C的蔬菜和水果可以降低毛细血管的通透性，预防牙龈出血。

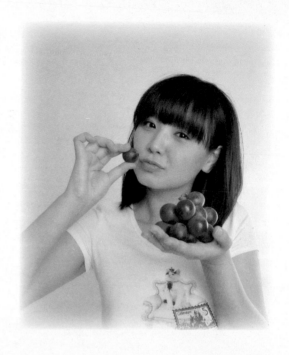

●水果、蔬菜不能少●

水果和蔬菜含有丰富的人体所需的营养物质和纤维素，是健康饮食的一个重要组成部分。进入孕中期，孕妈妈会感觉牙龈出血的情况越来越严重，所以一定要多吃蔬菜和水果。因为蔬菜和水果中富含的维生素C能够帮助牙龈恢复健康，预防牙龈出血，排出口腔内过多的黏膜分泌物和废物。

●掌握分量，吃对健康●

再有营养的食物也是过犹不及，水果和蔬菜并非吃得越多越好，专家建议孕妈妈每天吃5份水果和蔬菜，确保获得最佳营养物质，尽量吃不同颜色的水果和蔬菜。

食　物	每份食用量（一天）
水果	1小碗木瓜块　半碗草莓 1/8个哈密瓜　2个小橙子或半杯橙汁 2个小橘子　1个猕猴桃　半个中等大小的杧果　半个葡萄柚或半杯葡萄柚汁 2/3小碗蓝莓　2/3小碗去核鲜樱桃　1片菠萝　1个中等大小的梨　1根小香蕉　1个苹果
蔬菜	半小碗煮熟的菠菜　3/4小碗煮熟的西蓝花或萝卜叶　8～10片深绿色生菜叶 1/4小碗煮熟的倭瓜　1/4个小红薯或山药　2/3小碗菜瓜　1个中等大小的马铃薯 半小碗芹菜　半小碗荷兰豆　半小碗番茄　1小碗新鲜的蘑菇　半小碗豌豆苗 3/4小碗青豆　6根芦笋　2/3小碗卷心菜

💡 远离妊娠糖尿病

患有妊娠糖尿病的孕妈妈的饮食与普通孕妈妈相似，只需控制每天糖分的摄取量以及密切监测血糖。

●注意热量需求●

孕早期不需要特别增加热量，孕中期和孕晚期必须依照孕前所需的热量，再增加300千卡/天（1254千焦/天）。由于体重减轻可能会使母体内的酮体增加，对胎宝宝造成不良影响，故孕期不宜减重。

●注重摄取蛋白质●

如果在孕前已摄取足够营养，则孕早期不需要增加蛋白质的摄取量，孕中期、孕晚期每天需增加蛋白质的量各为6克、12克，其中一半需求来自高生理价值蛋白质，最好每天喝两杯牛奶，以获得足够钙质，但千万不可以将牛奶当水喝，以免血糖过高。

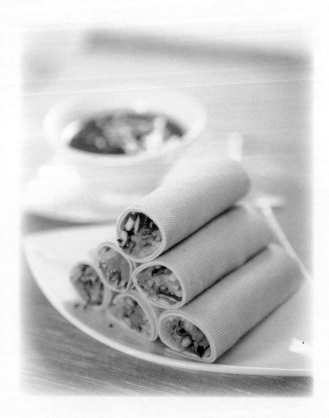

●正确摄取糖类●

尽量选择纤维含量较高的粗粮主食，以糙米或五谷饭取代白米饭，选用全谷类面包或馒头等。患有妊娠糖尿病的孕妈妈早晨的血糖值较高，因此早餐淀粉类食物的量必须较少。

💡 血容量迅速增加，补铁要跟上

如果孕妈妈缺铁，对胎宝宝来说是非常不利的，严重时会造成流产、早产、胎儿宫内窒息等。因此，孕期一定要补充足量的铁。

●缺铁会导致贫血●

进入孕中期，孕妈妈的血容量会迅速增加，到了孕晚期，血容量比孕前增加30%~45%，约1 300毫升，但是由于红细胞的造血量跟不上增加的血液总量，血液被稀释，就会出现贫血现象。孕期贫血虽然是正常现象，但如果置之不理，孕妈妈就会出现疲劳、头晕、体力下降等情况，严重时会导致胎盘供氧不足，胎宝宝发育迟缓。

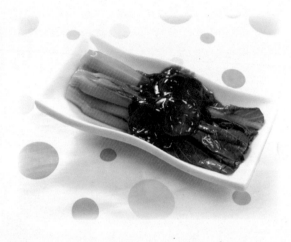

●食补是最佳补铁方式●

孕早期，孕妈妈需要补铁15毫克/天。

孕中期需要补铁25毫克/天。

孕晚期需要补铁35毫克/天。

通过饮食补铁是最佳方式。如多吃富含铁的食物、多用铁质炊具烹调饭菜，口服补铁剂等。

名画欣赏《泉》

孕妈妈个人的修养及性情，对胎宝宝的影响是非常大的。提升自己的文化修养和生活情趣，孕妈妈不妨和胎宝宝一起来欣赏世界名画吧！《泉》是让・奥古斯特・多米尼克・安格尔最著名的画作之一。大概从1830年起，让・奥古斯特・多米尼克・安格尔在意大利佛罗伦萨逗留期间就开始酝酿，但一直没有完稿。26年后，当他已是76岁高龄时才画完此画。

《泉》通过一个抱罐倒水的裸体少女形象，表现了画家终身追求的古典美。这幅作品的动人之处，还在于它匠心独具地表现了少女的纯洁，在画面上创造出了一种恬静、娴雅和抒情诗般的意境。

这幅作品对于水的表现非常神奇。从水瓶中倾泻而出的泉水是宁静的画面上最具动态的因素。但经过画家的巧妙处理，飞泻的清泉非但没有打破画面的宁静感，还使之平添了一种流动的韵律。

当《泉》完成之后，画家对人说："同时出现了5个买主，有人简直向我猛扑过来。他们争执不休，我几乎要让他们抓阄。"《泉》确实具有人们所向往的那种"纯粹的美"的品质，尽管它是画家深藏心底历经半个世纪的理想化身。

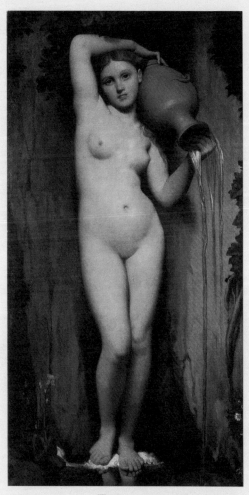

《泉》/让・奥古斯特・多米尼克・安格尔（法国）

第三节 孕23周 胎儿的牙齿开始发育了

胎儿身长大约19厘米，体重350克，这时胎儿体重开始大幅度增加，看上去已经很像小宝宝的样子了。皮肤依然是皱的、红红的。当然，褶皱也是为皮下脂肪的生长留有余地。五官已发育成熟，此外，胎儿的牙齿在这时也开始发育了，这时候主要是恒牙的牙胚在发育。23周的胎儿肌肉发育较快，体力增强，越来越频繁的胎动表明了他的活动能力。由于子宫内的胎儿经常活动，因此，胎位常有变化。这个时候，如检查出来呈臀位，也不必惊慌。

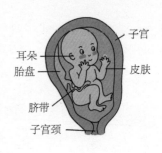

耳朵 胎盘 脐带 子宫颈 子宫 皮肤

孕妈妈的重要营养素——维生素

维生素及微量元素与人体关系密切，孕妇维生素及微量元素不足更是关系到两代人的健康，因此，孕妇维生素及微量元素营养状况不容忽视。

•富含维生素的食物•

维生素在人体内的含量很少，但在人体生长、代谢、发育过程中却发挥着重要的作用，不可或缺。

维生素	富含该维生素的食物
维生素A	动物肝脏，乳类与奶制品及禽、蛋，绿叶菜类、黄色菜类及水果等
维生素B_1	谷物皮、豆类、坚果类、芹菜、瘦肉、动物肝脏、小米等
维生素B_2	动物肝脏、猪肉、小麦粉、大米、黄瓜等
维生素B_6	肉类、谷物，豆类、坚果类等
维生素B_{12}	肉类食物
维生素C	新鲜的蔬菜和水果，野生的苋菜、苜蓿、刺梨、沙棘、猕猴桃、酸枣等维生素C含量尤其丰富
维生素D	自然界中只有很少的食物含有维生素D，动物性食物是天然维生素D的主要来源，如脂肪含量高的海鱼和鱼卵、动物肝脏、蛋黄、奶油和奶酪

❤ 孕妈妈身体清洁有讲究

孕妈妈在怀孕期间身体代谢率增加，较容易出汗，所以每天应至少沐浴一次，以保持皮肤清洁。

● 私处清洁三不可 ●

孕妈妈需经常对外阴进行局部皮肤清洁。因为怀孕后外阴部发生了明显变化，皮肤更柔弱，皮脂腺及汗腺的分泌较体表其他部位更为旺盛。由于阴道上皮细胞通透性增高，子宫颈腺体分泌旺盛，白带增多。但是，孕妈妈在进行局部清洁时务必注意三个"不可"：

1. 不可用热水烫洗。
2. 不可用碱性肥皂水洗。
3. 不可用高锰酸钾液洗。

● 家里洗澡需注意 ●

怀孕后由于汗腺和皮脂腺分泌旺盛，头部的油性分泌物增多，阴道的分泌物也增多，因此妊娠期间应当经常洗头、洗澡和更换衣服。因为全身清洁既可以促进血液循环和皮肤的排泄作用，又可消除疲劳。会阴部则应每天清洗，保持清洁，以免发生感染。

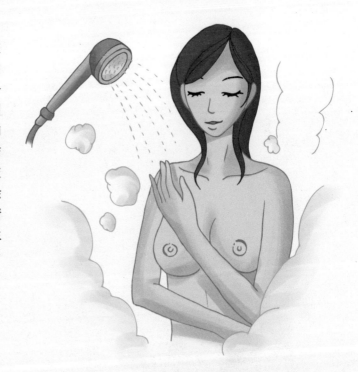

145

💡 用药一定小心谨慎

腹胀是孕期特有的生理现象，有时它只不过是子宫肌肉收缩运动的结果，我们把缓解腹胀的秘密告诉孕妈妈，做到有备无患。

●中药也并非绝对安全●

许多孕妈妈认为，中药相对于西药来说，不良反应小，对自身和胎宝宝影响不大，实则不然。中药多为复方药，成分不明，对身体的作用机制更是复杂，而且不同的药物有不同特性，对孕妈妈和胎宝宝的损害程度也不尽相同。

●孕妈妈需慎用的外用药●

❗ 莫匹罗星软膏

这是一种抗生素外用软膏，广泛用于治疗皮肤感染。妊娠期最好不要使用该药。因为药膏中所含的聚乙二醇会被人体吸收且蓄积，可能引起一系列不良反应。

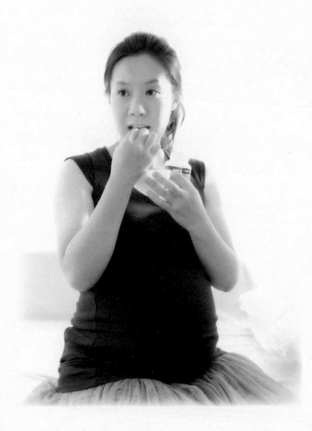

❗ 皮质激素类药

如皮炎平等，这类药具有抗炎、抗过敏的作用，广泛用于荨麻疹、湿疹、药疹、接触性皮炎等皮肤疾病的治疗。孕妈妈大面积或长期外用时，可造成胎宝宝肾上腺皮质功能减退。

❗ 风油精

风油精含有樟脑，正常人体内的葡萄糖磷酸脱氢酶会很快与之结合，变成无毒物质。但孕妈妈体内的葡萄糖磷酸脱氢酶含量降低，若过多使用风油精，樟脑就会通过胎盘屏障进入羊膜腔内，作用于胎宝宝，严重时可导致流产或胎宝宝死亡。

💡 和准爸爸一起享受美食

孕期有丈夫的关心，孕妈妈再辛苦也是值得的。准爸爸下厨，烹饪两道美味佳肴，和妻子一起享受二人世界吧！

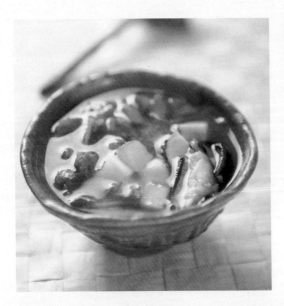

五色养生汤

材料准备

1/4根白萝卜，1/4丛白萝卜叶，1/2根胡萝卜，1/4根大牛蒡，1枚香菇，调料适量。

做法

1. 将上述材料洗净后连皮切大块放入锅中。
2. 加入菜量3倍的水，大火煮沸，转小火加盖儿煮1小时即可（勿掀锅盖）。

虾皮烩萝卜

材料准备

白萝卜300克，虾皮50克，水发粉丝100克，植物油、鸡汤、盐、香菜末儿各适量。

做法

1. 将白萝卜洗净，切成丝；水发粉丝切成段。
2. 锅中热油，放入虾皮煎炒至油亮，发出香味时放入白萝卜丝翻炒，再加入鸡汤和粉丝，汤汁烧开后加盐，撒上香菜末儿即可出锅。

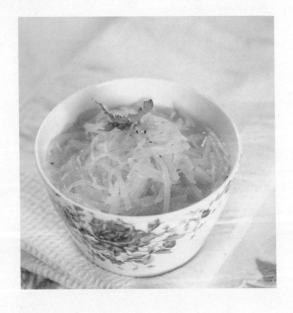

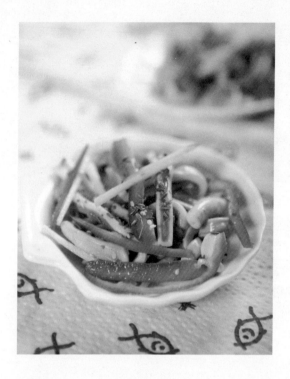

孜然鱿鱼

材料准备

鱿鱼250克，青椒丝、孜然、葱末儿、姜丝、白醋、胡椒粉、盐、料酒、植物油各适量。

做法

1. 将鱿鱼剪开，把墨囊取出，剥下皮，除去内脏，并冲洗干净。
2. 将鱿鱼切成花刀片，放沸水中焯一下，捞出沥干。
3. 锅中放油烧热后放入葱末儿、姜丝。
4. 炝锅后倒入鱿鱼片快速翻炒，再放入青椒丝、白醋、料酒、孜然，将鱿鱼炒熟透，加盐、胡椒粉调味即可。

香菇炒菜花

材料准备

菜花250克，香菇15克，花生油15克，鸡油10克，盐3克，鸡精2克，葱花2克，姜片2克，水淀粉10克，鸡汤200毫升。

做法

1. 将菜花择洗干净，切成小块，放入沸水锅内焯片刻捞出；香菇用温水泡发，去蒂、洗净。
2. 炒锅上火，放花生油烧热，下葱花、姜片煸出香味，加鸡汤、盐、鸡精，烧开后捞出葱花、姜片不要，放入香菇、菜花，用小火稍煨入味后，用水淀粉勾芡，淋鸡油，盛入盘内即成。

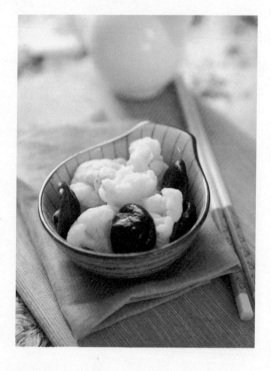

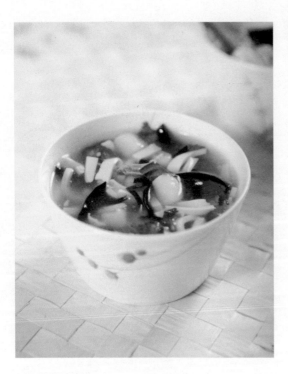

银丝羹

材料准备
日本豆腐300克，干贝250克，黑木耳、香菜、上汤、葱丝、姜丝、盐各适量。

做法
1. 把日本豆腐洗净，水发黑木耳并切丝，用冷水泡着。
2. 将干贝蒸软，凉后搓碎，用上汤烧开后下入日本豆腐、黑木耳丝、葱丝、姜丝。
3. 烧开后放盐调味，最后撒入香菜末儿即可。

银杏果芦笋虾

材料准备
冻红虾500克，芦笋300克，银杏果、姜、植物油、生抽各适量。

做法
1. 将芦笋洗净后，用刨刀削掉根部附近较老粗皮，切成段。
2. 将冻红虾解冻后剪掉头部，去表皮剥成虾仁。
3. 锅内加植物油加温至七成热，放入姜丝、芦笋段略炒一会。
4. 加入剥好的虾仁、银杏果翻炒，淋入生抽，调味即可。

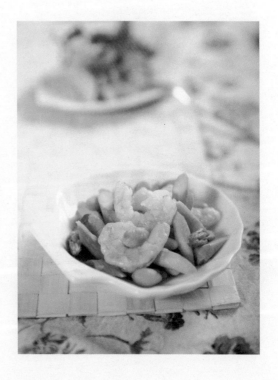

第四节 孕24周 胎儿超过500克了

胎儿的体重已经超过500克，而且为了呼吸做准备，肺部内的血管会进一步发育。胎儿经常张开嘴，重复喝羊水和吐羊水的动作，而且当脐带或手指在嘴巴附近时，胎儿的脸会反射性地朝着脐带或手指方向转过去。

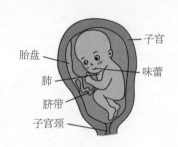

子宫
胎盘
味蕾
肺
脐带
子宫颈

🔅 孕妈妈头发护理别忽视

保养头发是一件需要长时间下功夫的事情，而孕期正是改善发质的好时机。如果孕妈妈舍得，就剪一个清爽的短发吧。

• **孕妈妈洗发方法** •

1. 先将头发倒着梳通，切忌用力拉扯头发；2. 用37~40℃的温水冲洗头发，冲掉灰尘和污垢；3. 将洗发水倒在手上，加少量水揉搓出丰富的泡沫，均匀地涂抹在头发上，用指腹轻轻按摩头皮，不要用指甲抓挠，按摩后停留5分钟，然后用温水冲洗干净；4. 洗完后用吸水性较好的毛巾尽量吸去水分，不要用毛巾反复搓头发。

• **日常护理别忽视** •

❗ **出门戴帽子**

头皮构造和皮肤一样，如果长时间暴露在户外，遭受紫外线的刺激会变得干燥。所以头发防紫外线最简单有效的办法是戴帽子。

❗ **多食海藻类食物**

富含维生素的海藻类食物对头发大有好处，平时可以多吃裙带菜、羊栖菜等。另外，还要注意营养均衡。

小贴士

为了更安全地洗头，可以选择去理发店，躺下来由专人清洗，不需要自己动手，省下不少力气。最好自己携带洗发、护发用品，以避免过敏。

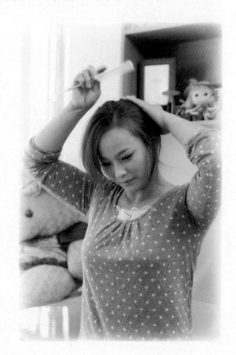

💡 胎宝宝经常和妈妈交流

　　10个月的孕程过去一大半了，胎宝宝表现得非常好，要和妈妈一起继续加油！

● 胎宝宝的发育 ●

　　24周的胎宝宝身长大约25厘米，体重500克左右。宝宝这时候在妈妈的子宫中占据了相当大的空间。胎宝宝此时身体的比例开始匀称，皮肤薄而且有很多的小皱纹，浑身覆盖了细小的绒毛。

● 孕妈妈的变化 ●

　　孕24周时孕妈妈的身体越来越沉重，脸上和腹部的妊娠斑更加明显并且增大。有时孕妈妈还会感觉眼睛发干、畏光，这些都是正常的现象，不必担心。

　　在这个阶段，胎宝宝可能会发生早产。因此要尽量从饮食和运动上避免这种情况的发生，毕竟早产儿的先天条件不如足月儿。

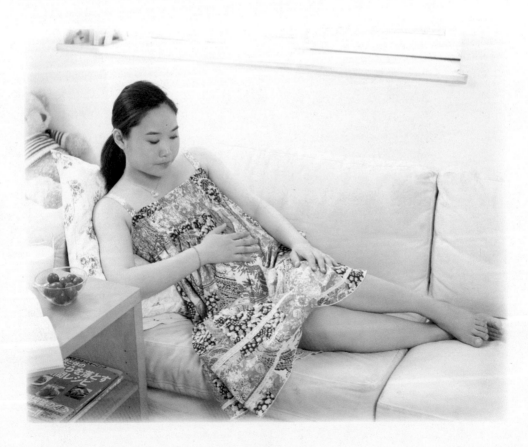

💡 孕期痔疮，可以没有

由于腹内压力的增加，增大的子宫对下腔静脉造成压迫，影响下腔静脉及盆静脉回流，造成静脉曲张、瘀血，致使很多孕妈妈出现痔疮，或使原有的痔疮症状加重，严重地影响正常生活和行动，如何改善便秘症状，摆脱痔疮困扰呢？

●调整饮食是关键●

孕妈妈日常饮食中应多吃新鲜的蔬菜、水果，尤其应注意多吃些富含粗纤维的食物，如芹菜、韭菜、苦瓜、萝卜等，也要多吃些粗粮，如玉米、地瓜、小米等，这些食物除了含有丰富的营养物质外，还能刺激肠蠕动，防止粪便在肠道内堆积。

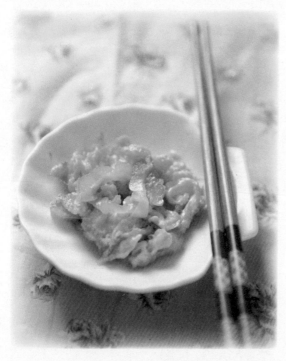

●养成定时排便的好习惯●

孕妈妈要养成定时排便的好习惯。一般可定在某一时段，进餐后为好。排便习惯一旦形成，不要轻易改变，一旦有要大便的感觉就不要忍着，排便时也不要太用力，不要在厕所蹲太长的时间，因为这会对直肠下端造成压力而患上痔疮。

●适当活动和保健●

孕妈妈应避免久坐不动，适当地进行户外活动。睡觉时尽量采取左侧卧位，这样能减轻直肠静脉的压力，有助于身体下半部的血液回流，促进肠蠕动而增加食欲，预防便秘。

巧做家务保安全

孕妈妈在做家务方面，不能以未怀孕前的标准来要求自己，因为无论在身形还是动作的灵活程度上都大不如前了，所以，做家务时要尽量缓慢，也不要定太高的目标，尤其要适当降低家务清洁方面的要求，并动员丈夫和家人齐动手。

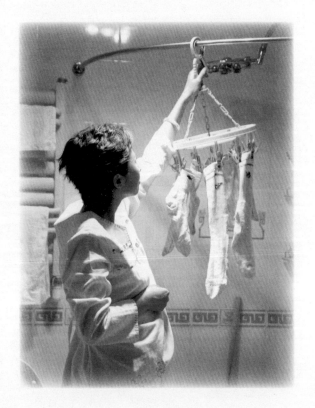

● 适当做家务好处多 ●

1. 做家务能够使肌肉力量增强，提高腰腹盆底肌肉的弹性，有利于自然分娩。

2. 做家务能够促进血液循环和新陈代谢，有助于消化食物。

3. 做家务还能适度减轻孕期不适症状，缓解腰酸背痛、下肢水肿等。

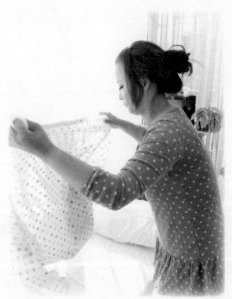

● 这些孕妈妈不宜做家务 ●

1. 体态臃肿、灵活度不够的孕妈妈。

2. 医生告知有早产倾向、需要卧床休息的孕妈妈。

3. 有活动性出血或出现破水的孕妈妈。

4. 即使只做简单家务，也会诱发子宫收缩的孕妈妈。

5. 做家务时呼吸急促（每分钟超过30次）、心跳加快（每分钟超过100次），表明这项家务使孕妈妈的心肺负荷过度，因而产生生理上的不适。

💡 缓解孕期情绪，丈夫按摩有奇效

按摩能促进血液循环、减少不适感觉、舒缓压力以及增强抵抗力，更重要的是能让孕妈妈直接享受丈夫的关爱。

● 掌握按摩小窍门 ●

1. 睡前按摩有助于孕妈妈松弛神经，改善睡眠。

2. 按摩时间长短应根据孕妈妈的需要。

3. 按摩的力度要稳定。有些身体部位在按摩时绝对不能太用力，如乳房、背部、腹部、足踝等。

● 身体各部位按摩要诀 ●

⚠ 头部按摩要诀

1. 双手放在孕妈妈头部两侧轻压一会儿，然后用手指轻揉整个头部。

2. 双手轻按前额中央位置，然后向两侧轻扫至太阳穴。

3. 双手轻按孕妈妈的两边脸颊，再向上扫至太阳穴。

⚠ 肩背按摩要诀

1. 双手按压在孕妈妈的肩上，慢慢向下滑落至手腕位置。

2. 双掌放在孕妈妈的肩胛中央位置，向外及向下轻压。

⚠ 腹部按摩要诀

双手放在孕妈妈的上腹部，慢慢向左右呈心形扫向下半部，然后再重回到上腹部，整个动作重复5遍。

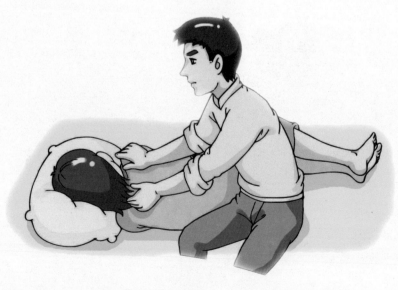

胎教故事 《老苏坦》

　　农民养了一条叫苏坦的狗，它已经很老了，老得牙都掉光了。农民嫌它太老了，要杀掉它。这让老苏坦非常难过，它跑到森林里找到好朋友——狼，希望它能帮助自己。狼说："我有办法让你的主人重新器重你！"狼给老苏坦出了一条计策。

　　第二天，农民夫妇去田里干活，狼把放在田头的小孩儿叼走了。老苏坦追过去，把狼撵走了，救了小孩儿。农民很高兴，他的妻子更是感激老苏坦，还替没牙的它煮粥吃。从此，老苏坦过上了幸福的日子。

　　过了一阵子，狼来看望老苏坦，对它说："夜里我来偷羊，你装作没看见！"老苏坦说："偷羊是坏事，我不能答应。"狼以为老苏坦说着玩，没在意。夜里，狼真的来偷羊了，老苏坦叫醒了主人，害得狼被主人打了一顿。

　　第二天，狼叫上了老苏坦到森林律师——野猪那里去评理。经过野猪的调解，狼向老苏坦承认了自己的错误。狼觉得自己做得不对，不应该让朋友帮助自己偷羊。它们又成了好朋友，老苏坦也一直为农民工作到生命最后一刻。

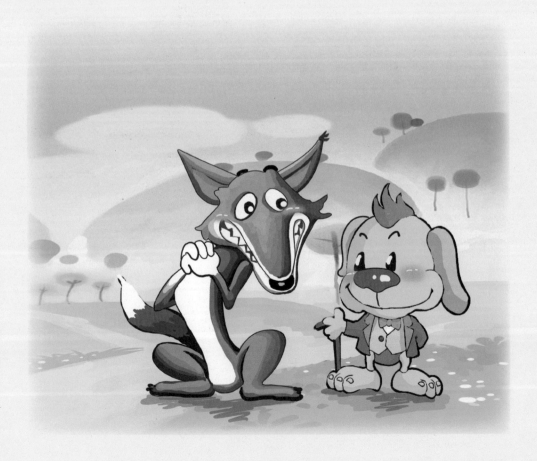

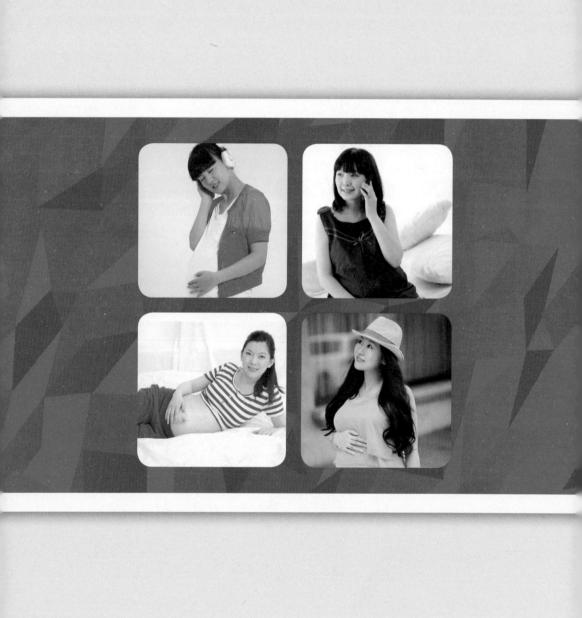

PART 7

孕7月·

胎动越来越强烈

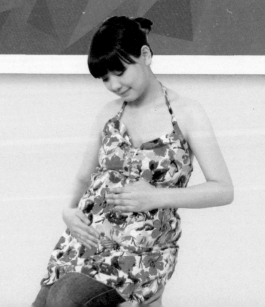

第一节 孕25周 子宫逐渐被填满

胎儿的身长约为22厘米，体重有700克左右。跟上一周相比，胎儿的体重增加100克左右。胎儿的大脑细胞以惊人的速度发育，身长变化很明显，并且子宫内的多余空间逐渐被填满。先前可以看到血管的透明皮肤逐渐泛红变得不再透明。

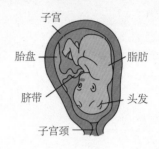

子宫
胎盘
脂肪
脐带
头发
子宫颈

💡 健脑食物知多少

孕妈妈总想着给肚里的胎宝宝补脑。促进胎宝宝智力发育的方法很多，最有效的方法莫过于饮食补脑。孕妈妈要常食益于健脑的食物，远离伤害大脑发育的食物。

•坚果健脑效果好•

❗夏威夷果

夏威夷果中所含的营养素对大脑的神经细胞很有益处，能够改善脑部营养，孕妈妈可以直接食用。

❗花生

花生中含有植物蛋白，更易被人体所吸收利用，同时花生还具有养血、补血等功效，适宜生吃或煲汤喝。

❗松子

松子富含的营养物质对促进胎宝宝大脑发育很有功效，既可以生吃又可以放入菜中或加入点心中食用。

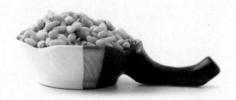

小贴士

坚果不宜多吃。由于坚果类油性较大，而孕妈妈的消化功能却相对有所减弱，如果过量食用坚果，很容易导致消化不良。每天食用坚果不宜超过50克。

❗榛子

榛子中不饱和脂肪酸、矿物质和维生素含量丰富，有开胃、健脑、明目的功效，其中的纤维素还有助于消化、预防便秘。

❗开心果

开心果富含不饱和脂肪酸和蛋白质、微量元素以及B族维生素，属于含糖类较少的膳食。

💡 逛街牢记安全准则

怀孕后逛街就不能像孕前那样随心所欲了。怀孕后尽量少逛街，如果必须逛街也必须有人陪同。

● 全面做好准备工作 ●

逛街时难免要长时间走动，因此要穿着宽松舒适的衣服和轻便、弹性好的运动鞋。

夏天做好防晒工作，出门前涂抹防晒霜，戴上帽子、太阳镜，备一把遮阳伞。冬天做好保暖工作，戴好帽子、围巾和手套。

● 避开人流高峰期 ●

不要选择人流高峰期逛街。孕妈妈对拥挤环境的适应性差，外出时要尽量避开人流高峰，免受拥挤之累。尤其不要在节假日时跑出去凑热闹。

● 缩短购物时间 ●

上街购物要有计划，减少在一些拥挤场所的逗留时间。每次逛街最好不要超过两小时。尤其是在一些密闭的商场或娱乐场所，更不要久留，要注意呼吸新鲜空气，及时补充身体所需的氧气。也可在逛街途中选择街心花园或人少境幽处休息一会儿。

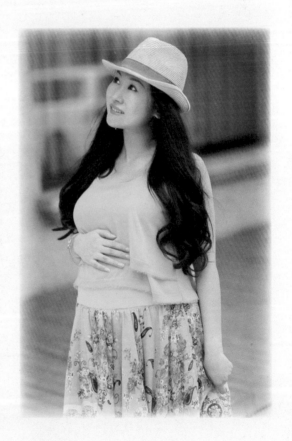

● 购物归来及时换洗 ●

逛完商场后回到家里应当及时洗手、洗脸，换下外衣。购回的物品要合理存放，外包装要妥善处理。也可坐定后先闭目养神或听听优雅音乐，以消除躯体疲劳，缓解紧张情绪。

腹式呼吸助孕妈妈好心情

腹式呼吸简单来说就是深呼吸，经常进行腹式呼吸对孕妈妈很有好处。在第一次练习腹式呼吸时要请专业人士进行指导，以免方法不当影响胎宝宝的健康。

• 腹式呼吸的优势 •

进入孕晚期，胎宝宝发育越来越快，在孕妈妈体内的居住环境越来越拥挤，孕妈妈的耗氧量也明显增加，经常会感觉到呼吸困难，这时推荐孕妈妈采用腹式呼吸法。腹式呼吸法不仅能给胎宝宝输送新鲜的氧气，还能使孕妈妈保持镇静，消除疲劳与紧张，对分娩也有缓解的作用。

• 掌握腹式呼吸的要诀 •

1. 用鼻子吸气时要缓慢深长，尽量吸满，使肺部和腹部充满气体。

2. 用口呼气。吸满气体后憋住几秒钟，然后将嘴缩成吹口哨的形状，慢慢将气体呼出，呼气所用的时间是吸气时间的2倍，吐气要连续，不能中断。

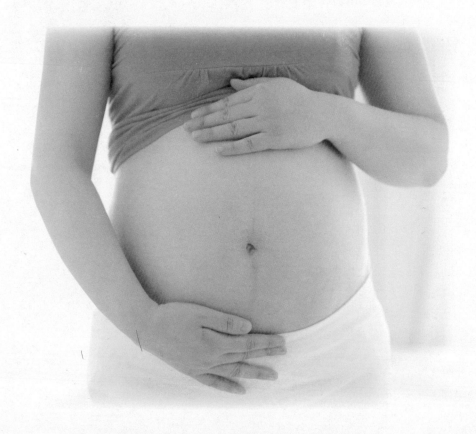

孕妈妈坚持两少一多

身处孕期这一特殊时期，孕妈妈需要注意很多生活细节，对胎宝宝不好的事情一定不能做，孕妈妈的坚持就是对胎宝宝最好的母爱。

●少用手机●

因受精卵最初发育形成时，子代染色体复制完全是一个生物电流流动过程，即使是很微弱的电磁波辐射，也容易使受精卵受到影响，增大胚胎异常发育的发生率。为安全起见，孕妈妈在怀孕期间最好少用手机。

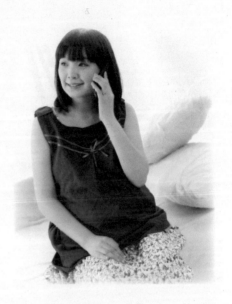

●少用电器●

微波炉、电磁灶、电热毯、电脑等电器会产生电离辐射，使用微波炉或电磁灶时要注意让身体与之尽量保持远一些的距离；要尽量减少与电脑接触的时间，使用时最好穿戴上电磁波防护衣。

●多到户外活动晒太阳●

因为从怀孕第五个月起，胎宝宝建造骨骼需要消耗大量的钙，所以对钙的需求量很大。但钙在肠道的吸收主要依赖于晒太阳，因阳光照射可使皮下的7-脱氢胆固醇转化为维生素D，而维生素D可以促进食物中的钙在肠道吸收。胎宝宝出生后牙齿是否坚固，很大程度上也取决于胎宝宝发育时是否得到充足的钙。如孕期缺钙，很容易发生妊娠高血压症，严重时会使胎宝宝一出生就患上先天性佝偻病。

音乐欣赏《One Summer's Day》

《One Summer's Day》是著名音乐人久石让为宫崎骏的电影《千与千寻》创作的插曲。在中国有人将其称为《一日的河川》，大概是因为喜爱电影中的白龙的缘故，因为这首曲子本来是主要讲白龙小时候救千寻的故事的。而另一种翻译《那个夏天》则显得比较平淡。不过，大多时候还是多称其为《One Summer's Day》。

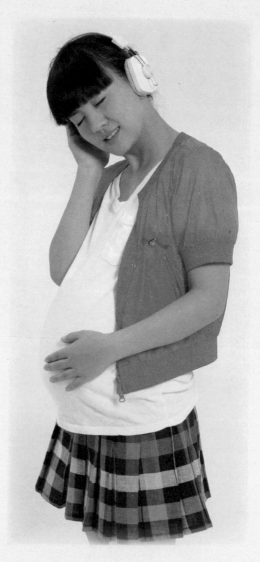

•作者介绍•

久石让，日本著名音乐人、作曲家、歌手、钢琴演奏家。"久石让"这个名字来源于他的偶像——美国黑人音乐家昆西·琼斯。他把这个名字改成日语发音，再联上最近似的汉字姓名，就变成了"久石让"。他个人的主要音乐创作以担任电影配乐为主，特别是宫崎骏、北野武等导演的作品。

•关于电影《千与千寻》•

《千与千寻》是宫崎骏执导、编剧的一部动画电影，影片于2001年公映，讲述的是少女千寻意外来到神灵异世界后发生的故事。该片荣获了2003年奥斯卡最佳长篇动画奖，并且在亚洲范围内引起观影狂潮。这是一部充满爱的电影，而且其动画制作场景优美，也很适合孕妈妈做胎教的时候观看。

第二节 孕26周 胎儿肺泡开始发育

胎儿肺内的肺泡开始发育。肺泡的数量会持续增加。肺泡周围为胎儿提供所需氧气、排出二氧化碳的血管数量呈几何级数增加。这时期鼻孔已经张开，可以利用自身的肌肉练习呼吸。但是肺内还没有空气，所以不能进行真正的呼吸。

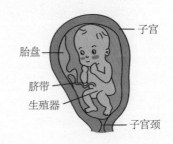

子宫
胎盘
脐带
生殖器
子宫颈

糖类——胎宝宝的热能站

糖类是自然界存在最多、分布最广的一类重要的有机化合物。主要由碳、氢、氧组成。葡萄糖、蔗糖、淀粉和纤维素等都属于糖类。

•为什么需要糖类•

糖类是人体的重要能源，也是脑的重要能源。大脑发育所需要的糖类主要是葡萄糖，虽然脑的重量仅为全身重量的2%，但脑所消耗的葡萄糖却达全身能量消耗总数的20%。可见糖类在脑活动中起着十分重要的作用。但因粮食中的糖类已足够全身活动的需要，所以不必另外摄取。如果摄入糖类过剩，会使脑功能出现神经过敏、神经衰弱等障碍。所有糖类在体内被消化后，主要以葡萄糖的形式被吸收，并能迅速氧化，供给身体能量。

•糖类的摄入量•

妊娠期女性每天糖类的需求量为400~500克，最好根据体重的增加情况调整每日热能的供给，妊娠全程体重应增加12.5千克左右，孕中晚期每周增重应为0.3~0.5千克。

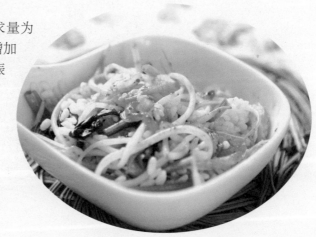

💡 保护孕妈妈的脚

怀孕后，身体的全部重量都要靠脚来支撑，因此，对脚部的护理尤其重要，一定要随时更换一双合脚的鞋。

●孕期双脚发生了变化●

随着怀孕月份的增加，孕妈妈的体重也不断增加，双脚承受的负担越来越重。从怀孕3个月开始，孕妈妈的双脚就会出现水肿，怀孕6个月左右，双脚水肿会更加严重，整个孕期，脚部尺码会增加1~2码。

●从穿着入手保护双脚●

❗首选棉布鞋子

相对于皮革和塑料材质，棉布透气性和吸汗性更好，质地也更柔软。穿棉布鞋子行走起来比较省力，适合孕晚期女性。

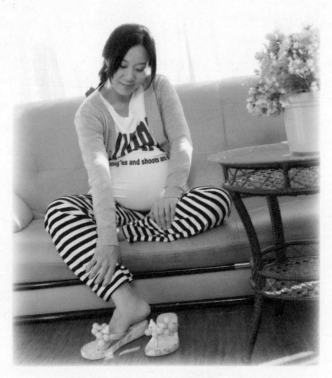

❗款式选择很重要

孕妈妈的鞋子要选择圆头、较宽的款式，尺寸要比脚长多出1码。下午3~4时是一天中脚部肿胀最严重的时间，因此买鞋的时候应以这个时间脚部大小为准。

❗鞋跟高度别忽略

孕妈妈的鞋跟高度以2厘米为宜，后跟要宽大、结实、弹性好。最好不要穿完全没有跟的鞋，因为怀孕后，孕妈妈的重心会向后移，穿平底鞋行走，脚跟会先着地，脚尖后着地，不能维持足弓吸收震荡，容易引起肌肉和韧带拉伤。

饮食消水肿，安全又有效

水肿属妊娠期正常现象，孕妈妈不要过于紧张。除了不要过于劳累，经常变换体位以外，还可以通过饮食达到消除下肢水肿的目的，一些富含维生素C的食物就会起到很好的消肿效果。

●红豆●

红豆适合于各种类型的水肿，不但具有利尿消肿、清热解毒的功效，还能够补血，是孕妈妈的滋补佳品。孕妈妈可以经常喝红豆汤，在煮红豆汤之前先浸泡红豆，以利于红豆尽快熟烂。

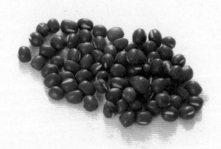

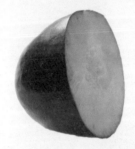

●冬瓜●

冬瓜是非常好的利水消肿食物，冬瓜含有丰富的维生素、蛋白质、膳食纤维以及钙、磷、铁等矿物质，其中钾元素含量很高，钠元素含量很低。此外，冬瓜所含的丙醇二酸能抑制糖类转化成脂肪，防止体内脂肪堆积。

●鲤鱼●

鲤鱼的蛋白质作为营养补充到血液中之后，可以提高血浆的胶体渗透压，使水肿消退，对孕期水肿、胎动不安有很好的疗效。鲤鱼和红豆一起炖煮，效果更明显。

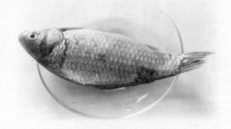

🔦 练习拉梅兹呼吸法

如果孕妈妈不能掌握拉梅兹呼吸法的练习要领，可以到孕妇培训班，在专业人士的指导下进行练习。

•第一阶段——胸部呼吸法 •

由鼻子深深吸一口气，随着子宫收缩就开始吸气、吐气，反复进行，直到阵痛停止再恢复正常呼吸。

•第二阶段——嘻嘻轻浅呼吸法•

身体完全放松，眼睛注视着同一点。用嘴吸入一小口空气，保持轻浅呼吸，让吸入及吐出的气量相等，完全用嘴呼吸，保持呼吸高位在喉咙，就像发出"嘻嘻"的声音。

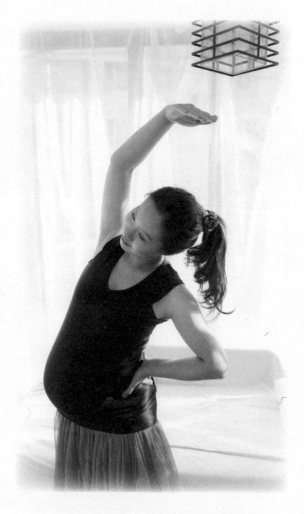

•第三阶段——喘息呼吸法•

孕妈妈先将空气排出后，深吸一口气，然后快速做4~6次的短呼气，感觉就像在吹气球，也可以根据子宫收缩的程度调节速度。

•第四阶段——哈气运动•

先深吸一口气，然后短而有力地哈气，如浅吐1、2、3、4，然后大大地吐出所有的气。同时放松骨盆肌肉。需要换气时，保持原有姿势，马上把气呼出，同时马上吸满一口气，继续憋气和用力。此运动每天要坚持做，直到宝宝娩出。

💡 雕塑欣赏《抱鹅的少年》

　　这件作品出自希腊哈尔基顿的雕刻家波厄多斯之手，原作为青铜器，留存至今的这件是罗马复制品。波厄多斯擅长风俗题材雕塑，成为当时专门雕刻儿童形象而闻名的艺术家。

　　孕妈妈在欣赏这件雕塑作品时，一定希望自己腹中的胎宝宝像雕塑中抱鹅的少年一样健康、可爱。

●走进雕塑●

　　从这个天真活泼的幼儿抱着有生命的鹅，可见雕刻家对生活和人的理解，这是一件活灵活现的儿童生活雕像。

●作者介绍●

　　波厄多斯生活在公元前3世纪，正是希腊风俗性雕塑发展的时代，从超凡脱俗的神性，到开始表达最普遍的人性，几乎触及生活的各个方面。特别重视真实地塑造人物形象，注重人的内在精神表达。

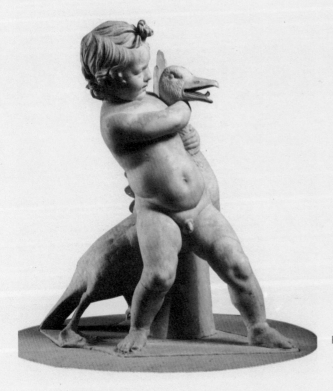

《抱鹅的少年》/波厄多斯
（希腊）

第三节 孕27周 胎儿的眼睛可以睁开了

胎儿从头顶到脚底有30厘米，体重为900~1 000克。胎儿的眼皮已经完全形成，而且生成了眼球，所以可以睁开眼睛。瞳孔要在出生几个月后才能变为正常的颜色。眼睛可以看前面，也能调整焦距。另外，连接耳朵的神经网也比较完善，所以对一些声音能做出相应的反应。

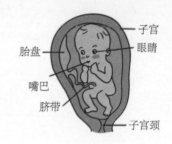

子宫
眼睛
胎盘
嘴巴
脐带
子宫颈

🔅 拍摄孕期写真，留下美好回忆

怀孕后，孕妈妈就与曼妙的身材暂时告别，现在特殊的身材和状态有可能是一生一次的珍贵体验，所以，越来越多的孕妈妈开始加入拍"大肚孕妈妈照"的行列。

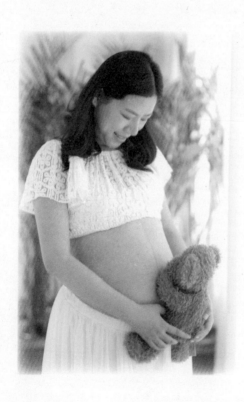

•预约在合适的天气和时间•

孕妈妈怀孕6~8个月是拍摄孕期照的最佳时间，最好选在温度适宜的天气和一天中自己精神状态最佳的时段去拍照。

•最好带一些自用的化妆用具•

尤其要注意用品卫生，最好用自己的化妆、卸妆工具。拍照后马上清洁面部。不要化浓妆，淡淡的妆容反而显得更自然、亲切。

•选择自己满意的场景和服装•

在室内拍摄时，孕妈妈最好选择温馨的暖色调背景，选择可爱的小道具。如果有外景拍摄，要选择空气清新、有阳光的地方。可以带上自己的衣服，拍出来的效果更加自然。另外，孕妈妈宜穿着和衣服色调相配的平底鞋。

💡 孕妈妈小心孕期瘙痒症

怀孕晚期容易出现妊娠瘙痒症，这是肝内胆汁淤积造成的。所以孕妈妈一定要注意保护肝脏，避免吃高盐分食物。

● 妊娠瘙痒症红色警报 ●

孕期出现皮肤瘙痒时，如果同时存在下列情况之一，可能为妊娠瘙痒症，必须及时就医确诊。

1. 瘙痒持续3天以上。在没有治疗的情况下，妊娠期瘙痒症通常将持续到分娩。所以当瘙痒持续3天仍没有消失时，必须去医院确诊。

2. 除了瘙痒，发痒处没有皮肤的损害。皮肤病一般局部有小疹子出现，而妊娠期瘙痒症没有。

3. 角膜有轻微的黄染或者小便有点儿黄。妊娠期瘙痒症引起肝功能轻微损害，产生黄疸。但一般黄疸的程度很轻，所以不容易觉察。

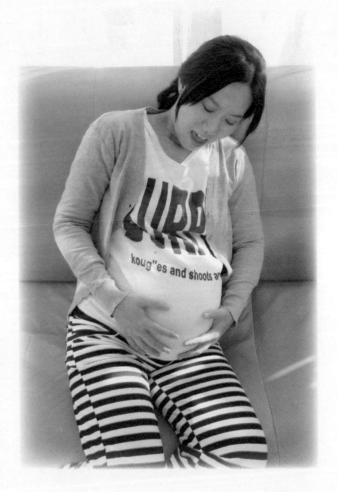

● 防治妊娠瘙痒症 ●

1. 保持皮肤卫生清洁，不穿不透气的化纤类衣服，不要长时间待在湿热的环境中。

2. 皮肤瘙痒时可以用热毛巾热敷、擦拭瘙痒部位，涂抹一些炉甘石洗剂，并认真记录胎动，密切观察胎宝宝的情况。一旦出现异常，要及时采取相应的措施。

警惕妊娠高血压综合征

进入孕中晚期，孕妈妈患上妊高征的风险比较大。因此，一定要定期去做产检，有异常的话会通过测量被及时发现并进行治疗。

● 解读妊高征 ●

妊娠高血压综合征简称妊高征，又叫子痫前期，是怀孕中晚期以高血压、水肿、蛋白尿、抽搐、昏迷、心肾功能衰竭等一系列症状为表现的综合征，严重时会出现抽搐，甚至昏迷，严重影响母婴安全。

● 哪些孕妈妈易患妊高征 ●

1. 年轻初产妇（年龄小于20岁）及高龄初产妇（年龄大于35岁）。

2. 体形矮胖的孕妈妈。

3. 双胎或多胎妊娠，以及羊水过多的孕妈妈。

4. 营养不良，特别是伴有严重贫血的孕妈妈。

5. 患有原发性高血压、慢性肾炎、糖尿病合并妊娠者，其发病率较高，病情可能更为复杂。

6. 家族中有患高血压史，如孕妈妈的母亲有妊高征病史，孕妈妈发病的可能性亦较大。

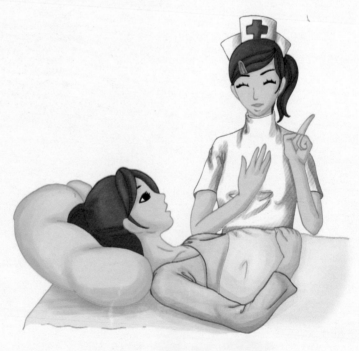

妊高征患者的饮食原则

保证充足的睡眠，保持良好的情绪，加强锻炼，增强体质，这样会将妊娠高血压综合征的发病概率控制到最低。

•减少盐的摄入量•

过多摄入钠可引起水钠潴留而致血压升高，使孕妈妈患妊高征的风险增高，因此需要限制食盐的摄入，每日摄盐量应控制在2~4克。同时还要避免食用含盐量高的食物，如调味剂、腌制食品、熏干制品等。

•补充多种营养素•

⚠ 蛋白质

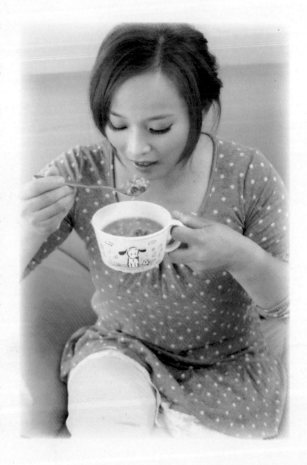

患有妊高征的孕妈妈因尿蛋白丢失过多，常有低蛋白血症，应该多摄入优质蛋白质以弥补其不足。可通过食用瘦肉、蛋类、豆类及豆制品等食物获得足够的蛋白质。但是肾脏功能异常的孕妈妈要控制蛋白质的摄入量。

⚠ 钙

补充钙在妊高征的防治中具有不可低估的意义，因为钙摄入不足可致低血钙，引起钙离子的通透性增加，促进钙离子跨膜内流，引起微小动脉血管收缩，使得血压升高，从而加重妊高征病情。

⚠ 锌

患有妊高征的孕妈妈，血清中锌的含量一般比较低，通过饮食补充充足的锌能够增强身体免疫功能，必要时可遵医嘱服用锌制剂。

♥ 名画欣赏《干草车》

推荐孕妈妈欣赏英国画家约翰·康斯太勃尔的名作《干草车》。约翰·康斯太勃尔是英国皇家美术学院院士，19世纪英国最伟大的风景画家。他的作品真实生动地表现了瞬息万变的大自然景色，对后来的浪漫主义绘画有着很大的影响。

• 名画《干草车》的赏析 •

康斯太勃尔的画由于细小色块的并列形成的对比关系，在不同的距离出现了强烈而统一的色彩，并且产生了振动的效果。德拉克洛瓦曾在日记中这样写道："康斯太勃尔说，他的田野中，绿色的特点是由许多不同的绿色产生的。一般风景画家运用的绿色不够鲜明是因为他们只用一种绿色的缘故。他所说的田野中的绿色同样也适用于其他的色调。"

这幅《干草车》是康斯太勃尔描绘田园风光的代表作品。他的画有绚丽而浑厚的色彩，抒情诗般的笔触色调和真实的描绘令人陶醉。从深远透明的云层中透现出来的阳光洒在树梢和绿草地上。近景着重描绘农舍和古树及一条小河流，一辆大车正涉水而过，引得小狗狂吠。这幅画中的天空画得极美，透明滋润，不同色彩的云朵像天鹅绒似的在天际飘浮滚动，清澈的河水中映出美丽的天空、古树和房舍，更加增添了乡村的恬静，整个画面充满阳光。

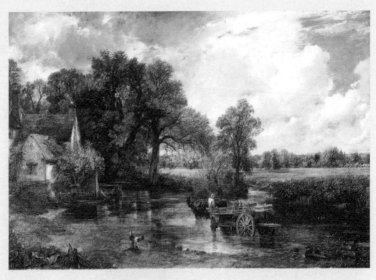

《干草车》/约翰·康斯太勃尔（英国）

第四节 孕28周 胎儿大脑迅速发育

胎儿身体长35厘米，体重1.2千克。胎儿吞咽羊水时，其中少量的糖类可以被肠道所吸收，然后再通过消化系统运送到大肠。下眼睑开始分开，眼睛能够睁开了，开始练习看物和聚焦。此外胎儿鼻孔已发育完成，神经系统进一步完善。

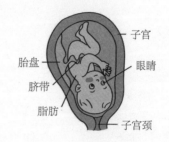

击退静脉曲张，重塑美腿

在怀孕时期，静脉曲张不只出现在双腿，在身体其他部位，如颈部及会阴部，也可能会出现。

•静脉曲张会影响孕妈妈的健康吗•

静脉曲张在短期内通常对孕妈妈本身和胎宝宝是无害的。但是会使孕妈妈觉得发痒、疼痛、麻木和疲倦，而且可能也不美观。而外阴部的静脉曲张常伴有阴道和子宫颈静脉曲张，分娩时胎头经过，容易发生静脉破裂和出血。因此，当孕妈妈发生外阴静脉曲张时要及时治疗，并且禁止性生活和骑自行车。

•预防静脉曲张六法则•

1. 不要提重物。重物会加重身体对下肢的压力，不利于症状的缓解。

2. 不要穿紧身的衣服。腰带、鞋子都不可过紧，而且最好穿低跟鞋。

3. 不要长时间站或坐。经常活动双腿，促进血液循环。

4. 睡觉时采用左侧卧位。在休息和睡觉的时候，采用左侧卧位有利于下腔静脉的血液循环，减轻静脉曲张的症状，并可用枕头将腿部垫高。

5. 避免高温。高温易使血管扩张，加重病情。

6. 控制体重。如果超重，会增加身体的负担，使静脉曲张更加严重。

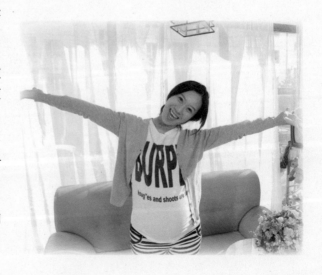

💡 看孕妈妈腹形，知胎宝宝健康

民间流传一种说法：通过腹部的形状，可以判断胎宝宝的性别，这是不科学的。但可通过腹部的大小判断孕期异常。

●决定腹部大小的因素●

❗羊水量

羊水量也影响腹部的大小。羊水量与孕妈妈的体质有关。羊水过多或过少时，都会引起各种问题。

❗怀孕次数

有过生育经历的经产妇身体变化比初产妇更快。经产妇的腹部曾经被扩张过，所以会隆起得比较突出。

●通过腹部大小判断异常●

❗胎宝宝太小有可能是发育不全

受遗传的影响，胎宝宝可能很小。如果不是遗传原因，就应该注意是否患有妊娠高血压等疾病。由于妊娠高血压可能使胎宝宝发生供血供氧不足的情况，很容易导致胎宝宝发育不全。

❗怀有双胞胎时，腹部会隆起两倍

双胞胎等多胎情况下，从怀孕4个月开始，子宫的增大速度比一般孕妈妈要快一个月以上，所以从表面上看，腹部显得特别大。由于子宫内有两个胎宝宝，所以每个胎宝宝都比较小。

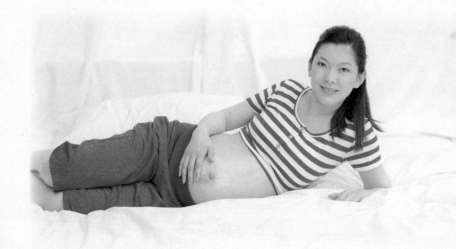

💡 发生假性宫缩时莫紧张

当孕妈妈出现假性宫缩时千万不要紧张，否则宫缩会加剧。安静地休息一会儿，深呼吸，不适的感觉很快就会过去。

• 什么是假性宫缩 •

分娩前数周，子宫肌肉较敏感，将会出现不规则的子宫收缩，持续的时间短，力量弱，或只限于子宫下部。经数小时后又停止，不能使子宫颈口张开，故并非临产，称为假阵缩。其特点是出现的时间无规律，程度也时强时弱。临产前，由于子宫下部受胎头下降所致的牵拉刺激，"假性宫缩"的情况会越来越频繁。

• 宫缩频繁时这样做 •

1. 在例行产检时应该主动告诉医生，医生会帮孕妈妈安排最适当的检查及处置。

2. 若是突然间出现规则且密集的子宫收缩，休息也不改善，最好还是赶快到医院检查或治疗。

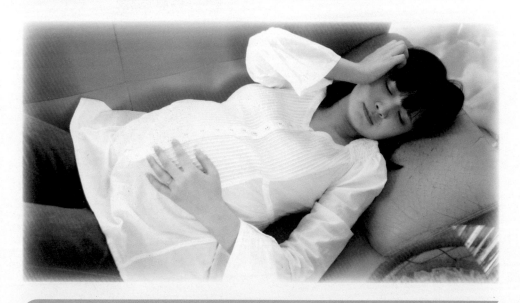

→ 危机处理

1. 放下手边的工作，马上休息，最好躺下。

2. 区别宫缩的频率、强度、间隔、位置。

3. 休息30～60分钟后，如果是假性宫缩，则情况改善；如果为早产宫缩或分娩前阵痛，那就要尽快送医院。

💡 生活琐事需注意

进入孕晚期，孕妈妈更要小心，一些事情一定不能做了，并时刻注意，如有异常，马上去医院。

•性生活要节制•

进入怀孕晚期，孕妈妈的肚子已经很大，同时伴有腰酸背痛、疲劳倦怠、性欲减退现象，若此时进行性生活，极易引起子宫收缩，造成早产，因此夫妻间应尽可能停止性生活，以免胎宝宝发生意外。

•保持正确的活动姿势•

到了怀孕晚期，孕妈妈的日常行为都会受到胎宝宝的影响，为了保证宝宝的健康成长和孕妈妈自身的安全，孕妈妈应注意保持正确的姿势。

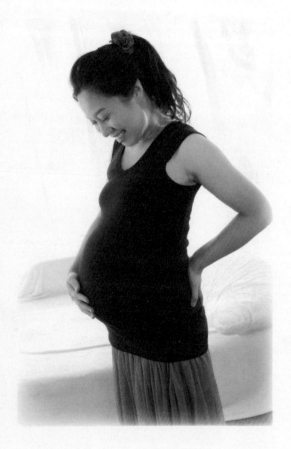

1. 下楼时要握住扶手，防止身体前倾、跌倒。上楼时拉住扶手，借助手臂的力量减轻腿部的负担。

2. 起立时先将上身向前移到椅子的前沿，然后双手撑在桌面上，并用腿部肌肉支撑、抬起身体，使背部始终保持挺直，以免身体向前倾斜，牵拉背部肌肉。

3. 站立时背部要舒展、挺直，使胎宝宝的重量集中到大腿、臀部、腹部的肌肉上，并受到这些部位的支撑，这样可以防止背痛。

4. 拿高处物品时千万不要踮起脚尖，也不要伸长手臂，最好请在家中的亲人帮助。

💡 第四次产检：排除妊娠糖尿病

患有妊娠糖尿病的孕妈妈多数没有任何症状，只有通过糖耐量测试才能检查出来。所以孕妈妈一定要做糖尿病筛查。

•妊娠糖尿病筛查•

大部分妊娠糖尿病的筛检，是在孕24~28周做。先抽取孕妈妈的血液样本，做一项耐糖试验，此时孕妈妈不需要禁食。喝下50克的糖水，等1小时后，再进行抽血，当结果出来后，血液指数若在140以下，即属正常；指数若为140以上，就要怀疑是否有妊娠糖尿病，需要再回医院做第二次抽血。此次要先空腹8小时后，再进行抽血，然后喝下100克的糖水，1小时后抽1次血，2小时后再抽1次，3小时后再抽1次，总共要抽4次血。只要有2次以上指数高于标准值的话，即代表孕妈妈患有妊娠糖尿病。在治疗上，要采取饮食及注射胰岛素来控制，千万不可使用口服的降血糖药物来治疗，以免造成胎宝宝畸形。

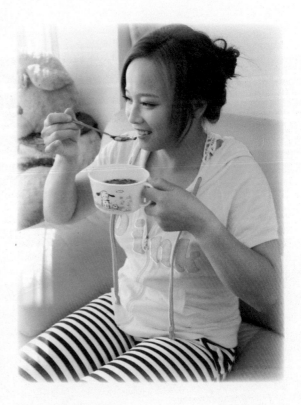

•哪些孕妈妈易患妊娠糖尿病•

1. 年龄超过30岁的高龄孕妈妈。

2. 肥胖，妊娠前体重超过标准体重的20%，或者妊娠后盲目增加营养，进食过多，活动过少，体重增加太多的孕妈妈。

3. 直系亲属中已出现过妊娠糖尿病病人的孕妈妈。

4. 直系亲属中有人得糖尿病的孕妈妈。

5. 以往妊娠时曾出现妊娠糖尿病的孕妈妈。

6. 生育过巨大胎宝宝（体重大于4千克）的孕妈妈。

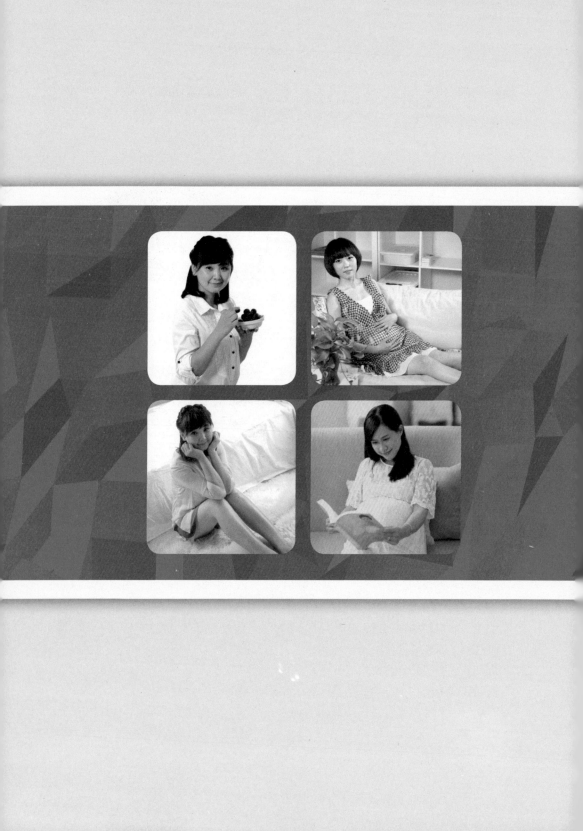

PART 8

孕8月·

身体越来越笨重

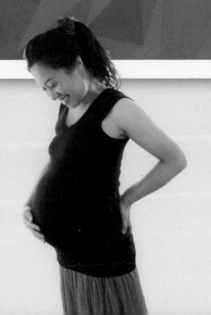

第一节 孕29周 进入孕晚期

胎儿的身长达到37厘米，体重有1.25千克左右，怀孕29周时，胎儿能完全睁开眼睛，而且能看到子宫外的亮光，所以用手电筒照射时，胎儿的头会随着光线移动。

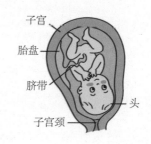

子宫
胎盘
脐带
头
子宫颈

孕晚期重点营养素

孕晚期子宫胀大对胃部有一定的挤压，使胃内容量相应地减小，与营养素的需求增加相矛盾，为了保证营养素摄入充足，应尽量选择体积小，营养价值高的食物，不宜再增加主食的量。

营养素	作用	每日需求量	缺乏的危害	补充方法
锌	增强子宫有关酶的活性，促进子宫收缩	15～20毫克	使胎宝宝精神系统发育异常,在分娩时子宫收缩无力,不能有效促使胎宝宝娩出宫腔,延长产程,增加自然分娩的难度	肉类、海产品、豆类、坚果类都富含锌元素
铁	预防缺铁性贫血	35毫克	孕妈妈如果孕晚期缺铁，会烦躁不安、疲乏无力、心慌气短、头昏眼花，分娩时子宫收缩无力、滞产，严重时会导致新生儿贫血	多吃富含铁的食物或服用补铁口服剂
维生素K	预防出血	14毫克	孕晚期缺乏维生素K可导致早产、死胎，或造成胎宝宝出血性疾病	富含维生素K的食物有鱼肝油、菜花、白菜、菠菜、莴笋、干酪、肝脏、谷类等
钙、磷	促进胎宝宝牙齿的生长	钙的日需求量为1 000～1 200毫克，磷的日需求量为400毫克	如果此阶段饮食中钙、磷供给不足，就会影响今后宝宝牙齿的生长	含钙的食物有牛奶、蛋黄、海带、虾皮、银耳、大豆等；含磷的食物有动物瘦肉、肝脏、乳类、蛋黄、虾皮、大豆、花生等

💡 这些症状要注意

进入孕晚期后，由于内分泌变化和膨大子宫的压迫，会出现一些不舒服的症状。如果出现了下文中的急症症状，应立即去医院就诊。

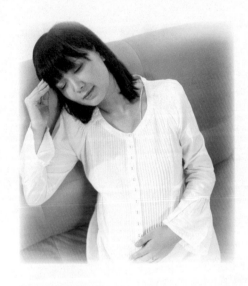

●突然头痛●

在孕晚期孕妈妈突然出现头痛，往往是子痫的先兆，尤其是血压升高或出现严重水肿症状时更不可忽视，可能是患了妊娠高血压综合征。

●胎膜早破●

尚未到临产期，而从阴道突然流出无色、无味的水样液体，为胎膜早破。早期破水可刺激子宫，引发早产，并会导致宫内感染和脐带脱垂，影响母子健康，甚至还可能发生意外，要及时就医。

●剧烈腹痛●

在妊娠中晚期，若在外伤、负重或同房后突然出现剧烈腹痛，多为胎盘早期剥离，要去医院检查。另外，孕晚期如出现有规律腹痛，这常是分娩前的征兆，要做好临产准备。

●严重心悸●

孕晚期因为子宫增大，心脏负担加重，可能出现心跳加快。若此时患上心脏病或原有心脏病，会造成严重心悸，心慌，气促，不能平卧，使病情加重。

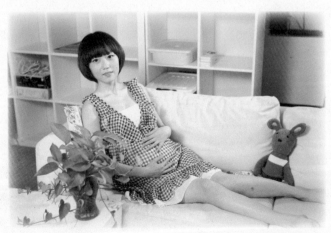

💡 深呼吸，缓胸闷

　　孕晚期心脏的工作量明显加大，再加上体重的增加，加重了心脏的负担，因此，孕妈妈常会有胸闷的感觉。当孕妈妈感到呼吸困难时不必惊慌，深呼吸，休息一会儿即可缓解。

●孕晚期为什么会胸闷●

　　1. 孕晚期，全身的血容量比未孕时增加40%~50%，心率每分钟增加10~15次，心脏的排出量增加了25%~30%，也就是说心脏的工作量比未孕时明显加大，会引起心血输出量不足，从而致使组织供氧不足，引起胸闷。

　　2. 孕晚期由于子宫体增大，使膈肌上升推挤心脏向左上方移位，影响到心脏的正常血液循环，导致胸闷。再加上增大的子宫和胎宝宝压迫肺部，影响呼吸功能，引起胸闷。

●如何改善胸闷●

　　❗ 穿宽松的衣服

　　过紧的衣服，特别是过紧的内衣，会使血液循环受阻，压迫胸肺部，导致胸闷。因此孕妈妈要穿宽松的衣服，没有束缚，自由舒适。

　　❗ 采取侧卧姿势

　　避免采取仰卧的姿势，因为仰卧时，子宫的全部重量会压迫腹动脉和下腔静脉，使心、肺等组织器官得不到充足的供血量，从而引发胸闷。孕妈妈的最佳睡眠姿势是左侧卧位。

　　❗ 吸氧

　　当胸闷比较严重时，最快速的缓解方法就是吸氧，可以去医院向医生说明情况，医院里一般都会提供吸氧设备。

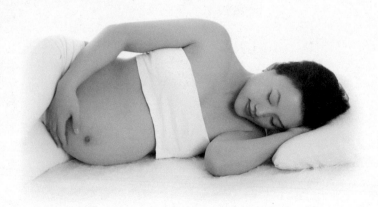

◎ 腹部为什么会发硬

到了孕晚期，肚子发硬伴有疼痛是宫缩的表现，也是分娩的先兆。宫缩的疼痛部位，有的在腹部，有的在腰部。孕妈妈千万不要紧张，被阵痛吓住。其实不强烈的宫缩可能根本就没有感觉或者与来月经时的小腹疼痛相似。

●早产●

早产是指妊娠未满37周的孕妈妈非正常分娩。通常可发生宫缩，表现为下腹发紧、发硬，腹痛。

●假宫缩●

这是发生在妊娠中弱的不规则子宫收缩，几乎不伴有疼痛。其特点是常在夜间频繁出现，翌日早晨即消失。

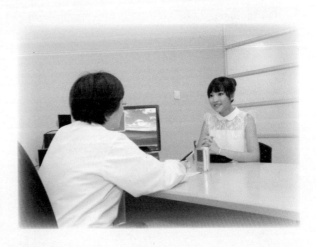

这和孕晚期表现为间隙短且有规则渐进的腹痛不一样。大多数孕妈妈并无不适感觉，但有些对痛觉敏感的孕妈妈，会将子宫正常的收缩误认为临产宫缩。据估计，约有1/3的所谓先兆早产病例，并非真正临产，而是假临产。

●感染及其他原因●

早产发生的原因多见于感染，其中包括生殖道感染及羊膜炎等。但泌尿道感染、肠道感染也可诱发以上症状。另外，胎宝宝在腹中活动频繁时某些孕妈妈也会下腹发紧、发硬，有疼痛感。

💡 黏土制作　草莓

　　【要点】在制作草莓的时候要注意草莓上的小白点比较小，可以使用牙签进行辅助。

　　【工具小提示】黏土、牙签。

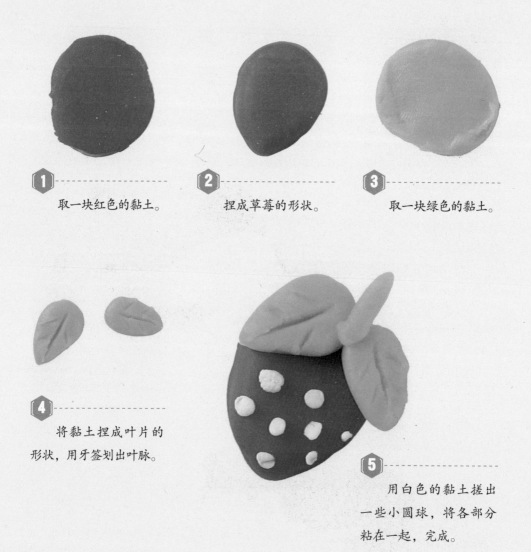

1 取一块红色的黏土。

2 捏成草莓的形状。

3 取一块绿色的黏土。

4 将黏土捏成叶片的形状，用牙签划出叶脉。

5 用白色的黏土搓出一些小圆球，将各部分粘在一起，完成。

名画欣赏《梦》

●走进绘画●

　　1927年，47岁的毕加索与长着一头金发、体态丰腴的17岁少女初次相遇，从此，这位少女便一直成为毕加索绘画和雕刻的模特儿。又过了17年，64岁的毕加索在给她的生日贺信中说："对我来说，今天是你17岁生日，虽然你已度过了两倍的岁月。在这个世界上，与你相遇才是我生命的开始。"《梦》这幅画作于1932年，可以说是毕加索对精神与肉体爱的最佳体现。

●作品赏析●

　　《梦》是与《镜前的少女》同一年完成的，就平面分解特点来看两者有异曲同工之妙。但《梦》要简洁得多，只用线条轮廓勾画女性人体，并置于一块红色背景前。女人肢体没有做更大分析，只稍做夸张划分，色彩也极其单纯。

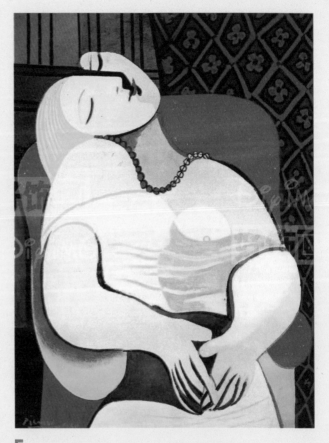

《梦》/巴勃罗·鲁伊斯·毕加索（西班牙）

第二节 孕30周 胎儿生殖器更明显

胎儿整个身长可达38厘米左右，体重大约1.35千克。如果是男婴，睾丸在肾脏附近会沿着胯部移动到阴囊内。女婴阴蒂比较明显。虽然阴蒂还在小阴唇外面，但在分娩前几周，阴蒂就会移动到小阴唇内部。这个时期，胎儿的大脑发育很快，容纳大脑的头部也同时变大。这时候已经具备身体所需的全部器官，所以此时即使早产，胎儿的存活概率也很高。

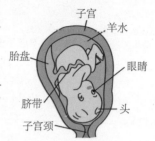

💡 动手布置未来的儿童房

从小就让宝宝单独睡，容易培养他独立的性格，但是要在他不黏人、恐惧感降低的时候再让他独自睡。

•儿童房的光线•

儿童房内必须保持良好的光线与通风，而房间的方位在东方为好，因为光的能量能够充分进入室内，白昼与黑夜的体现较为完善。宝宝的房间向阳，阳光中的紫外线可以促进维生素D的形成，防止宝宝患小儿佝偻病，但应注意避免阳光直接照射宝宝的面部。

•儿童房的床位•

婴儿床应该是独立的，放置在房间的中央，有利于家长的呵护，而且头北脚南的位置特别适合新生儿。

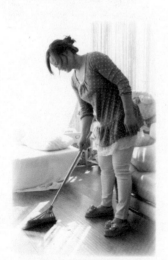

保持室内空气新鲜，通风时注意风不要直接吹着宝宝，外面风太大时应暂不开窗。

•儿童房的位置•

由于宝宝出生后几乎都在睡觉，并且宝宝的身体功能均很稚嫩，因此绝对不能让宝宝住在刚刚装修好的房子里。儿童房应尽量避免外人来往，更不要在屋里吸烟，以减少空气污染。还要避免噪声和油烟，不宜与厨房相对，以免受污染和干扰。

宝宝的居室及周围应避免噪声。因为宝宝的耳膜十分脆弱，持续的噪声会破坏宝宝的听力，严重时还会影响宝宝的智力发育。

💡营养师的贴心建议

孕育进入最后的冲刺阶段，营养的贮备对孕妈妈来说显得尤为重要。安全、健康、合理的饮食，是胎宝宝健康出生的必要前提。

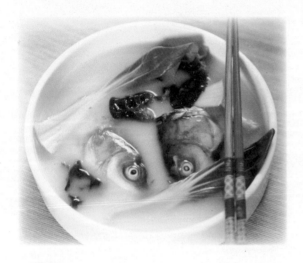

•补充必需脂肪酸•

此阶段是胎宝宝大脑细胞增殖的高峰，孕妈妈需要提供充足的必需脂肪酸，以满足大脑发育所需，多吃海产品可利于DHA的供给。

鱼肉含有优质蛋白质，脂肪含量却比较低。鱼还含有各种维生素、矿物质和鱼油，有利于胎宝宝大脑发育和骨骼发育，是孕晚期最佳的蛋白质来源。而且鱼肉中富含ω-3脂肪酸，能有效防止早产。

•饮食少盐又少糖•

怀孕晚期，最危险的状况就是妊娠高血压。为了预防妊娠高血压，要减少盐和水分以及糖分的摄取量，为此要适当改变烹调方法和饮食习惯。制作沙拉时，最好用柠檬和食醋代替酱油和盐；吃面时，最好不要喝面汤。

•饭后休息半小时•

众所周知，饭后马上躺下就会妨碍消化，容易发胖，但是孕妈妈例外。饭后30分钟之内，脸朝右侧卧，这样能把血液集中到腹部，可以给胎宝宝提供充分的营养。但是不能在这段时间内熟睡或在床上翻来覆去。

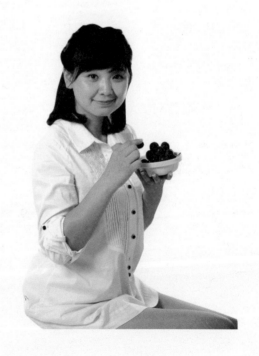

💡 缓解孕晚期的胃灼热

50%以上的孕妈妈会在怀孕期间发生胃部灼热的症状。通常胃灼热发生于怀孕中期及晚期。

● 胃灼热发生在孕晚期 ●

孕妈妈在怀孕过程中的各种肠胃症状，包括呕吐、恶心、便秘、反流等，皆十分普遍。所以约有50%以上的孕妈妈会在怀孕期间发生胃部灼热的症状。通常胃灼热发生于怀孕中期及晚期，大部分的孕妈妈在分娩后即可恢复正常。

● 缓解胃灼热的方法 ●

1. 少食多餐，使胃部不要过度膨胀，即可减少胃酸反流。

2. 睡前2小时不要进食，饭后半小时至1小时内避免过久卧床。

3. 睡觉时尽量以枕头垫高头部15厘米，以防止发生反流。

4. 在医生的指导下服用药物，中和胃酸。

5. 体重若过重，应减少自身体重的增加，并避免食用高糖分的食物或饮料。

6. 油腻食物会引起消化不良，酸性食物或醋会使胃灼热加剧，孕妈妈应尽量避免食用。

7. 咖啡会使食管括约肌松弛，并加剧胃酸反流，亦应避免。

8. 过热的食物及辛辣食物都会对胃部产生刺激，所以均应避免。

9. 多吃含β-胡萝卜素的蔬菜，及富含维生素C的水果，如胡萝卜、甘蓝、红椒、青椒、猕猴桃等。

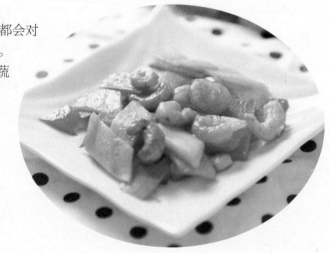

什么是前置胎盘

前置胎盘是妊娠晚期出血的主要原因之一，主要症状是无痛性、反复阴道出血。如果处理不当，将会危及母子生命安全，需格外警惕。如果孕妇有人工流产、刮宫等引起子宫内膜损伤的病史一定要注意了。

•前置胎盘•

在正常情况下，胎盘附着在子宫体部的后壁、前壁或侧壁，如果它在孕28周后附着在子宫下段，或者覆盖在子宫颈内口处，比胎宝宝的先露还要低，就是前置胎盘。前置胎盘是孕晚期出血的主要原因之一，是妊娠期的严重并发症，最主要的发病时间在妊娠晚期或临产时，主要症状是无痛性、反复阴道出血。

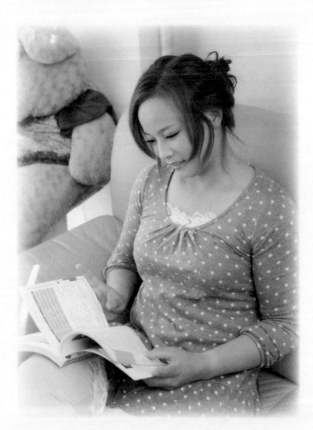

•前置胎盘的危害•

❗ 对孕妈妈的危害

由于反复多次出血，孕妈妈贫血，出血量多时甚至能引起休克。分娩后由于子宫收缩力差，常发生产后出血。前置胎盘患者常并发胎盘粘连、植入性胎盘，使胎盘剥离不全面，发生大出血。此外，前置胎盘的胎盘剥离面接近宫颈外口，细菌易从阴道侵入胎盘剥离面，引起感染。

❗ 对胎宝宝的危害

由于前置胎盘出血大多发生于孕晚期，容易引起早产，亦可因产妇休克发生胎宝宝宫内窘迫，使胎宝宝严重缺氧以致胎死宫内，也可因早产儿生活力差而死亡。所以，前置胎盘的早产儿死亡率较高。

💡 近视孕妈妈的护眼秘籍

不少近视孕妈妈忧心忡忡，不仅担心用眼不当会影响自己的身体，更担心会把近视遗传给胎宝宝。其实只要近视孕妈妈在怀孕期间做好预防工作，这些问题就无须担心。

• 怀孕了，眼球有变化 •

1. 角膜厚度增加，越到孕晚期，角膜厚度增加越明显。
2. 角膜敏感度反而降低。
3. 孕晚期角膜弧度会变得比较陡，原先佩戴合适的眼镜变得不合适。
4. 近视度数可能会增加。

• 高度近视慎防视网膜脱落 •

高度近视的孕妈妈应该避免剧烈的运动、震动和撞击。因为这些都容易导致视网膜脱落。当高度近视的孕妈妈在分娩过程中竭尽全力时，由于腹压升高，确实存在着视网膜脱落的危险。但并不是高度近视就不能自然分娩了，最好的办法是请医生来把关，根据眼底的具体情况决定是否能够自然分娩。

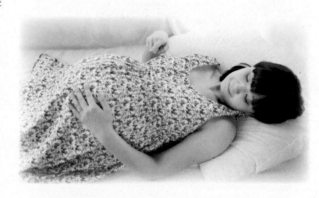

• 摘掉隐形眼镜 •

孕妈妈并不适合常戴隐形眼镜，起码要在怀孕3个月后停戴，产后6~8周（最好3个月）再重新佩戴。如果必须佩戴就要严格做好镜片的清洁保养工作，或是使用日抛式隐形眼镜，用完就扔，对眼睛最健康。

🎵 音乐欣赏《蝴蝶》

《蝴蝶》之名，是来自罗伯特·舒曼读过的一部小说，小说的最后一章叫《幼虫之舞》，写的是一件关于假面舞会的事。罗伯特·舒曼有感于书中主人公的情感，想象着许许多多蝴蝶从虫蛹里蜂拥飞出，如同他心里飞奔而出的乐思——这就是《蝴蝶》的得名。12段小曲中的人名都是小说中人物的名字。

●走进音乐●

《蝴蝶》写于1829～1831年，是罗伯特·舒曼最早的杰作，其特点是优美的散文形式。全曲由一个六小节的序和十二段小曲组成，每段的标题分别是：《化装舞会》《巴尔特》《布尔特》《假面》《维娜》《布尔特之舞》《交换假面》《招供》《愤怒》《卸装》《急忙》《终场与踏上归途的兄弟们》。

●聆听旋律●

音乐本身都是快慢不等的三拍子，类似圆舞曲和波兰舞曲的风格，整体上是假面舞会的热闹、生动、嬉戏的气氛。有些段落也有轻盈飘动，如同蝴蝶翻飞的形象。每段曲子表现各自的主题、手法、曲式及不同的情绪。《蝴蝶》的创作开创了音乐历史上又一重要的器乐体裁，就如同读一篇优美的散文，在无比浪漫的意境中，更能体会到作品"形散而神不散"的艺术底蕴。

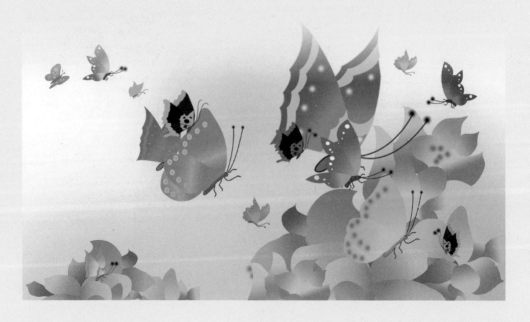

第三节 孕31周 胎儿生长速度开始减慢

胎儿整个身长可达38厘米左右，体重大约有1.6千克。此时胎儿的生长速度全面减慢，子宫空间变窄，羊水量逐渐减少，脑发育进行着最后的冲刺，并且胎儿的眼睛开始有颜色了。

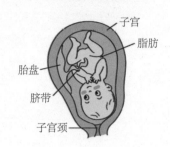

子宫
脂肪
胎盘
脐带
子宫颈

宝宝长大会像谁

孕妈妈看着肚子一天天大起来，是不是会和丈夫争论胎宝宝长得会像谁？一起来看看遗传规律。

·半数以上概率的遗传·

智力

智力的遗传相当复杂，它并非只是一个遗传单元，因此可能会从父母那里继承智力的方方面面。一般来说，智力受遗传的影响是十分明显的，父母的智力好，宝宝的智力往往也好；父母智力平常，宝宝的智力也一般；父母智力有缺陷，宝宝有可能智力发育不全。

身高

身高属于多基因遗传，而且决定身高的因素35%来自爸爸，35%来自妈妈，其余30%则与营养和运动有关。

鼻子

双亲中有一个是鼻梁挺直的，遗传给宝宝的可能性就很大。

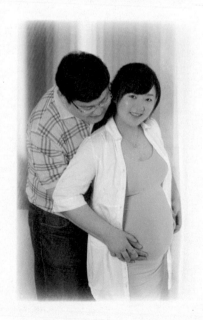

肥胖

体形也属于多基因遗传。据统计，父母均瘦，宝宝也多为瘦型，仅有7%的概率会胖；父母之一肥胖，宝宝有40%的概率会胖；父母都肥胖，宝宝有80%的概率肥胖。

•接近百分之百的遗传•

💡下颌

下颌是不容商量的显性遗传。有半数以上的遗传概率。如果父母任何一方有突出的大下巴，宝宝要想长个小下巴是很难的。

💡双眼皮

单眼皮与双眼皮的男女结婚，宝宝极有可能是双眼皮。但如果父母双方都是单眼皮，在一般情况下，宝宝也会是单眼皮。

💡耳朵

耳朵的形状也是遗传的。而且大耳朵是显性遗传，小耳朵则为隐性遗传。

💡孕妈妈抗过敏秘籍

过敏体质的孕妈妈要比一般人更注意生活细节，特别是气喘患者，应该先与医生沟通，将病情控制好，并找出过敏原，才能避免在怀孕期间发病而影响胎宝宝及自己的健康。

•穿着棉质衣物•

1. 皮肤过敏者的穿着以宽松为主，腰带勿过紧，以免皮肤受压迫。

2. 避免穿毛料衣物及使用毛毯，因为会刺激皮肤，且毛絮及毛毯中的灰尘会引起气喘发作。

3. 皮肤痒的时候切忌抓挠，因为对抓伤的部位伤害很大，以后该部位再犯过敏的概率很高。

4. 皮肤过敏的孕妈妈最好在还没出现过敏症状之前就找医生开止痒药膏，如此便能在最短时间内获得控制。

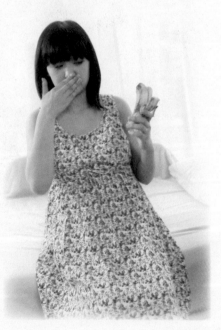

•杜绝生活环境中的过敏原•

1. 保持干净：要丢弃的食物必须密封，以免引来蟑螂，因为蟑螂的排泄物会引起过敏。

2. 避免接触粉尘：可使用防过敏寝具，并勤加清洗。

3. 预防真菌：尤其是夏天，真菌的孢子会随空气飘浮，所以要保证空气清洁，可使用空气净化机。

🕯 要注意心理保健

临近预产期，准爸爸应该抽出更多的时间陪在孕妈妈身边，给孕妈妈更多的信心和勇气，让孕妈妈远离产前焦虑。

● 产前焦虑来袭 ●

由于临近预产期，孕妈妈对分娩的恐惧、焦虑或不安会加重，对分娩"谈虎色变"。有些孕妈妈对临产时如何应对一些可能发生的问题过于担心，如有临产先兆会不会来不及到医院等，因而稍有风吹草动就赶到医院，甚至在尚未临产，无任何异常的情况下，要求提前住院。

● 产前抑郁症请走开 ●

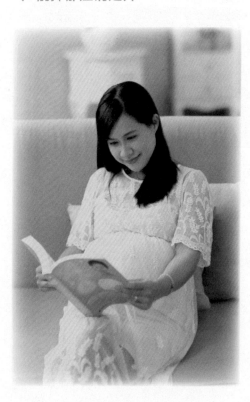

❗做好分娩的准备

分娩的准备包括孕晚期的健康检查、心理上的准备和物质上的准备。一切准备的目的都是希望母婴平安，所以，准备的过程也是对孕妈妈的安慰。如果孕妈妈了解到家人及医生为自己做了大量的工作，并且对意外情况也有所考虑，那么，她的心中就应该有底了。

孕晚期以后，特别是临近预产期，丈夫应留在家中，使妻子心中有所依托。

❗转移注意力

孕晚期，孕妈妈可以适当做一些有利于健康的活动，以此转移注意力，避免出现产前抑郁。孕妈妈可以选择自己感兴趣的事情，如唱歌、画画、做手工，晚上与丈夫一起散步，倾诉心中的疑虑和不安，获得丈夫的安慰。不要因为担心安全问题而整日闭门在家，独自胡思乱想，担心各种莫名的问题，这样更易导致精神紧张。

💡 哪些事情要停止做了

　　临近预产期，胎宝宝随时都可能出生，在日常生活中孕妈妈要特别注意，一些事情要彻底停止做了，一切从胎宝宝的健康出发。

•长途出行•

　　为了胎宝宝和孕妈妈的安全着想，最好不要进行长途旅行。这个时期孕妈妈的身体重心继续后移，下肢静脉血液回流受阻，往往会引起脚肿，所以应避免穿高跟鞋，否则会因重心不稳而摔跤，造成早产，危及胎宝宝的生命和孕妈妈自身的健康。

•做家务•

　　大部分孕妈妈会在住院前彻底进行一次打扫和整理，以迎接新生命的到来，这很容易导致身体疲劳。孕晚期，繁重的家务会导致早产，所以要特别小心。保证充分的休息，同时保持规律的生活节奏，这在孕晚期非常重要。做家务时，如果觉得疲劳，就应该马上休息。

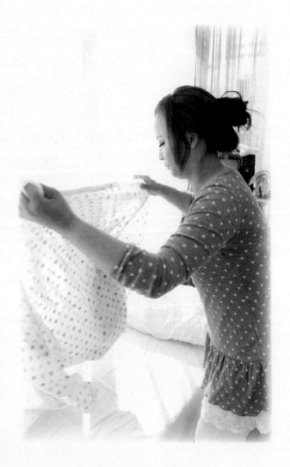

胎动减少了

在接下来的两个月中，胎宝宝的身高增长会减慢，而体重会迅速增加，又将经历一个发育高峰，孕妈妈要做好准备，迎接胎宝宝的变化。

• 胎宝宝的发育 •

31周的胎宝宝身体继续长大，直到和头部的比例相当，胎宝宝现在的体重约为2千克。皮下脂肪更加丰富了，皱纹减少，看起来更像一个婴儿了。这时候各个器官继续发育，肺和胃肠接近成熟，有呼吸能力和分泌消化液。胎宝宝喝进去的羊水，经过膀胱排泄在羊水中，这是在为出生后的排尿功能进行锻炼。

• 孕妈妈的变化 •

31周的时候，孕妈妈会发现胎动越来越少了，但是不用担心，只要感到胎宝宝在腹中偶尔地活动，就说明他很好。原因很简单，胎宝宝越来越大了，他活动的空间在减小，他的手脚不能自由地伸展了。

孕妈妈本月体重增加了1.3～1.8千克，在最后的几周内孕妈妈的体重可能会增加很多，这是因为此时胎宝宝生长的速度很快。

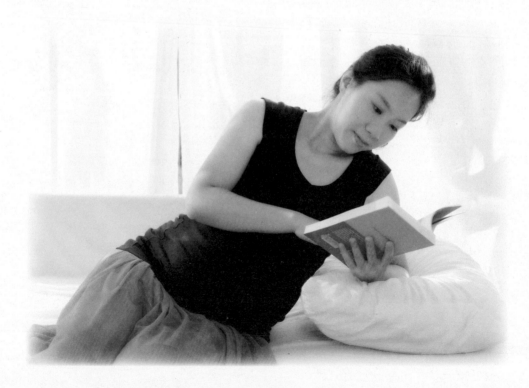

💡 名画欣赏《农民的婚礼》

一看到这幅名画的名字——农民的婚礼，孕妈妈是不是马上就感觉到心里暖暖的？回想起自己的婚礼，那种甜蜜而又幸福的感觉必定油然而生。看看彼得·勃鲁盖尔的这幅《农民的婚礼》，感受一下农民结婚时那种喜宴的热闹场面。

孕妈妈可以先回忆一下自己的婚礼宴会上热闹、喜庆的场面，尽可能地将感觉充分地调动起来，再来欣赏这幅画，感受一下婚礼的气氛。

对于婚礼来说，新娘和新郎是主角。在这幅画中，墙上的一席绿色帘布前，我们发现了这场婚宴的主角——新娘。新娘满意地坐在一个纸糊的花冠下方，头上也戴了宝冠。即使坐在后排，也让人们一眼辨认出她的特殊身份。新娘幸福地闭着眼睛，双手交叠在一起，似乎脱离了喧闹的环境，独自陶醉在对婚姻的想象和期待里。红扑扑的脸蛋并不漂亮，可是有幸福的笑容挂在嘴角上。

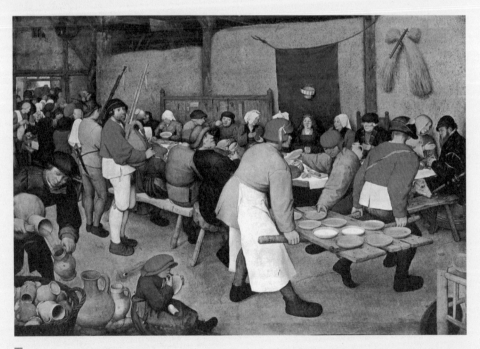

《农民的婚礼》/彼得·勃鲁盖尔（荷兰）

第四节 孕32周 活动空间越来越小

胎儿的身长为42厘米，体重约为1.8千克。孕32周后，原本特别活跃的胎儿，明显地变得迟钝。这并不是胎儿出现问题，相反地，胎儿的成长非常正常。发生这样的状况是由于孕妈妈的子宫内空间对胎儿来说日渐狭小，使得胎儿活动减少。

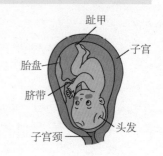

趾甲
子宫
胎盘
脐带
头发
子宫颈

悉心养护，预防早产

进入孕晚期，早产随时可能发生，如果孕妈妈出现下腹部反复变软变硬，阴道出血以及早期破水等早产征兆，应马上卧床休息并及时就医。

•早产有如下征兆•

下腹疼痛
下腹部有类似月经来潮前的闷痛，规则的子宫收缩及肚子变硬，每小时6次或更多次的子宫收缩，每一次至少持续40秒。

持续背酸
持续性的下背腰酸，阴道分泌物变多，或夹带红色血丝，如破水或出血、肠绞痛或不停腹泻等。

分泌物有异
分泌物增加，有水状或血状的阴道分泌物。

•如何预防早产•

注意事项	具体方法
避免性生活	保持愉快的心情，孕晚期禁止性生活
全面摄取营养	多喝牛奶、吃动物肝脏等，必要时补充铁、钙等制剂，防止铁、铜等微量元素缺乏引起早产
避免剧烈活动	少做弯腰等会增加腹部压力的动作
防止便秘	喝蜂蜜水，吃膳食纤维含量丰富的新鲜蔬菜、水果等，以免排便困难，诱发早产

💡 孕晚期尿频滴答滴

　　孕晚期，胎头逐渐下降，落入盆腔中，向前压迫膀胱，使膀胱变窄，贮尿量减少，从而出现尿频现象。孕妈妈不要因此而感到情绪低落。

•尿频现象找上门•

❗感染引起尿频

　　因为孕妈妈分泌物较多，容易引起泌尿系统感染，有时也会表现出尿频，尿路结石或存在异物，这些都会引起尿频现象；膀胱有炎症，神经感受阈值降低，尿意中枢系统处于兴奋状态，也会发生尿频。

❗精神原因引起尿频

　　尿频并非全部是由疾病引起的，精神原因也能导致尿频。孕晚期，面临分娩，孕妈妈精神紧张，每天担心害怕，导致尿频更加严重。

•应对尿频现象的办法•

❗从饮食着手

　　1. 少量多次喝水，不要一次喝过多的水，临睡前1～2小时不要喝水。

　　2. 少吃西瓜、冬瓜等利尿的食物。

❗从生活习惯着手

　　1. 任何情况下都不要憋尿，及时排尿，否则容易造成尿潴留。

　　2. 经常做会阴收缩练习，加强骨盆底肌肉的弹性和力量，有效控制排尿，减少分娩时对产道的撕裂伤。

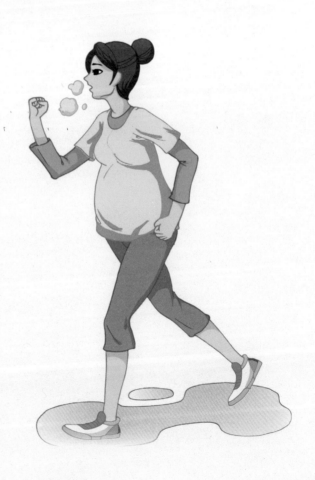

💡 粗粮虽好，但不宜多吃

进食粗粮并非多多益善，如果摄入纤维素过多，反而会影响人体对蛋白质、无机盐以及某些微量元素的吸收。

•适合孕妈妈吃的粗粮•

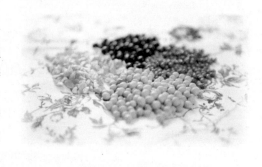

玉米：富含镁、不饱和脂肪酸、粗蛋白、淀粉、矿物质、胡萝卜素等营养成分。

红薯：富含淀粉、钙铁等矿物质，所含氨基酸、维生素A、B族维生素、维生素C远高于精制细粮。

荞麦：荞麦含丰富的赖氨酸，能促进胎宝宝发育，增强孕妈妈的免疫功能。铁、锰、锌等微量元素和膳食纤维含量比一般谷物丰富。

糙米：每100克糙米胚芽就含有3克蛋白质，1.2克脂肪，50毫克维生素A，1.8克维生素E，锌、铁各20毫克，镁、磷各15毫克，烟碱酸、叶酸各250毫克，这些营养素都是孕妈妈每天需要摄取的。

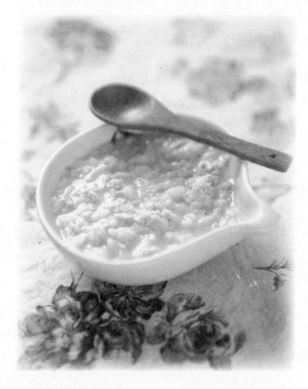

•为何不宜过多吃粗粮•

❗循序渐进吃粗粮

突然增加或减少粗粮的进食量，会引起肠道反应。对于平时以细粮为主的孕妈妈来说，为了帮助肠道适应，增加粗粮的进食量时，应该循序渐进，不可操之过急。

❗搭配荤菜吃粗粮

当我们每天制作食物时，除了顾及口味，还应该考虑荤素搭配、平衡膳食。每天粗粮的摄入量以30～60克为宜，但也应根据个人情况适当调整。

趣味手指操 大瀑布

·童谣·

大瀑布

大山爷爷，在雨里洗澡，
好大好大的白毛巾，
从山顶挂到山脚。
擦擦他的背，擦擦他的腰，
擦掉了灰垢，擦去了疲劳，
擦得大山爷爷哈哈笑。

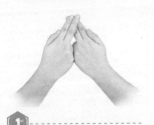

1 双手握拳，各自伸出食指和中指并拢，右手指腹搭在左手指甲上。

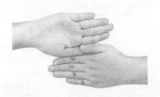

2 双手五指并拢，左手手心向后，右手手心向前在一个平面上，双手拇指相贴。

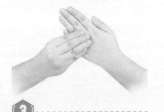

3 左手姿势不变，向斜上方伸出，右手抓住左手无名指和小指与手掌连接处。

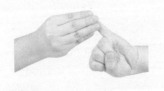

4 左手握拳，向斜上方伸出小指。右手五指握住左手小指。

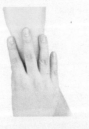

5 左手握拳，垂直向下。右手手指向上，五指抓住左手手腕。

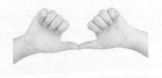

6 双手握拳，手心向前，伸出拇指，拇指相顶。

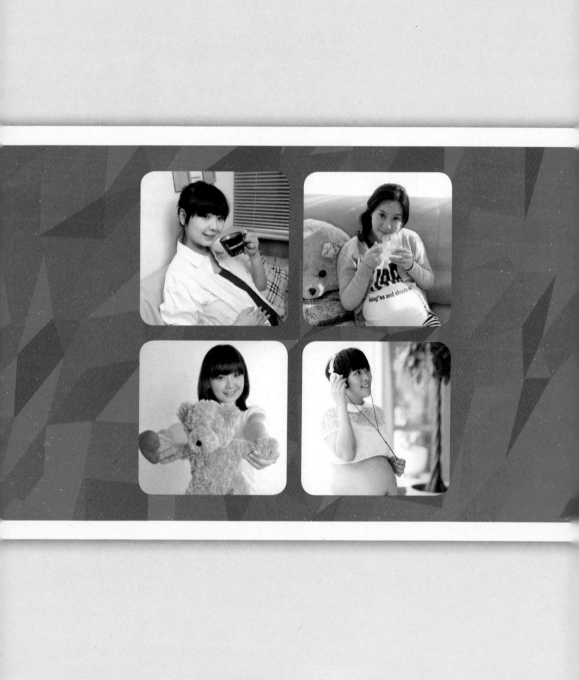

PART 9

孕9月·

离宝宝出生越来越近

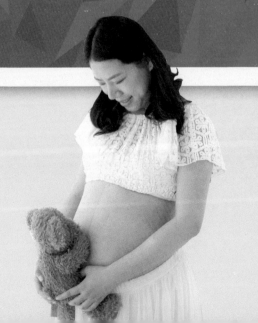

第一节 孕33周 胎儿能排出尿液了

胎儿的身长达到43厘米，体重会增加到2千克左右。除了肺部以外，其他器官的发育基本上接近尾声。为了活动肺部，胎儿通过吞吐羊水的方法进行呼吸练习。胎儿每天从膀胱中排出0.5毫升左右的尿液，所以羊水逐渐被胎儿的尿液取代。

若是男婴，此时胎儿的睾丸已经从腹部下移到阴囊内。但也有的胎儿直到产后，1个或2个睾丸都不能到达正常位置。不过，也不用为此感到担心。1周岁之前，睾丸通常都能正常归位。

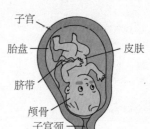

子宫
胎盘
皮肤
脐带
颅骨
子宫颈

🔆 第五次产检 注意妊娠高血压综合征

孕晚期最需要注意的就是妊娠高血压综合征。妊娠高血压综合征容易导致早产或难产，所以平时就要养成良好的饮食习惯并适当地运动，才能有效地预防妊娠高血压综合征。

如果能认真控制高血压、蛋白尿、水肿、体重的突然增加等，就能预防妊娠高血压综合征。

●及时就医●

如果出现妊娠高血压综合征症状，须用药物治疗，若胎盘功能不全日益严重并接近临产期，医生可能会决定用引产或剖宫产提前结束妊娠。

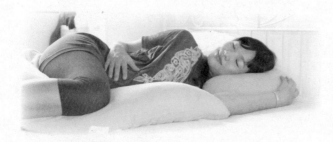

●左侧卧位休息法●

治疗妊娠高血压综合征最有效的方法是坚持卧床休息，取左侧卧位，使子宫血液更加流通，增加肾脏血流量，使水分更容易排出。

●定期检查●

定期产前检查是及早发现妊娠高血压综合征的最好方法。每次检查时，医生都会为孕妈妈称体重、测量血压并验尿，还会检查腿部水肿现象。如有异常，医生会及早诊治，使病情得到控制。

⑨ 提前掌握早产的征兆

新生命的降临会给父母带来无限的渴盼和喜悦，然而，有一些宝宝总是迫不及待地提前来到这个世界上，这些提前出生的宝宝，在医学上被称为早产儿。早产会给孕妈妈及宝宝带来一定的危险，因此大家对早产的征兆要有所了解。

•子宫收缩•

子宫收缩是早产的典型征兆。在怀孕29~36周时，如果出现有规律的子宫收缩，而且频率也很高的话，就可能预示着孕妈妈有早产的危险。子宫收缩会造成胎宝宝的头部压迫孕妈妈的直肠，出现强烈的便意感觉，而当阴道中有不正常的分泌物或者出现出血的情况时，就要及时就诊。

•持续阵痛•

在怀孕29~36周时，子宫收缩频率为每10分钟两次以上，孕妈妈会开始感觉到酸痛，如果子宫颈的扩张比初次检查时超过1厘米，应该就是早产的阵痛，这时应立即去医院就诊。

•下腹变硬•

孕妈妈的下腹部反复变软、变硬，且肌肉也有变硬、发胀的感觉，至少每10分钟有1~2次宫缩，每次持续30秒以上，而且伴随着持续阵痛，这种现象就是先兆早产，这时孕妈妈应尽早到医院检查。

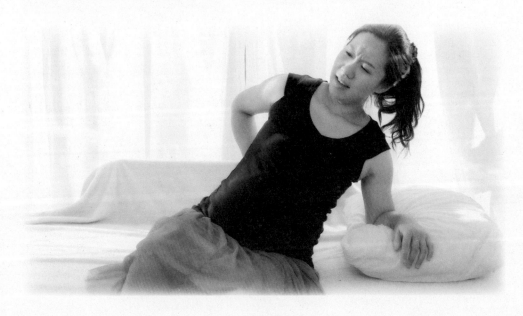

💡 这些事情应提前安排

　　临近入院待产了，还有什么事没有安排？考虑得越详细周全越好，下面为孕妈妈列出一些临产前的安排事项作为参考。

临产前的安排事项		
1.是否将医院和医生的联系方式记录下来	是☐	否☐
2.是否熟记丈夫和亲人的联系方式	是☐	否☐
3.是否做好分娩的心理准备，如果焦虑，要向亲友倾诉或咨询医生	是☐	否☐
4.在什么情况下要马上联系医生	(1) 在没有发生宫缩的情况下，羊膜破裂，羊水流出	是☐ 否☐
	(2) 阴道流出的是血，而非血样黏液	是☐ 否☐
	(3) 宫缩稳定而持续地加剧	是☐ 否☐
	(4) 感觉胎宝宝活动减少	是☐ 否☐
5.是否熟悉从家到医院的路程	是☐	否☐
6.如果在去医院的路上堵车，应选择另外哪条路线	是☐	否☐
7.选择什么交通工具去医院，到达医院需要多长时间	步行	是☐ 否☐
	私家车	是☐ 否☐
	出租车	是☐ 否☐
	公交车	是☐ 否☐
8.是否已经选好产后护理人员	娘家人	是☐ 否☐
	婆家人	是☐ 否☐
	月子中心	是☐ 否☐
9.家里的琐事是否已经安排好	是☐	否☐
10.工作事宜是否已经交接完成	是☐	否☐

孕晚期运动操

临近预产期的孕妈妈，体重增加，身体负担很重，这时候运动一定要注意安全。本着对分娩有利的原则，千万不能过于疲劳。在运动时，控制运动强度很重要：脉搏不要超过140次/分，体温不要超过38℃，时间以30～40分钟为宜。不要久站久坐或长时间走路。

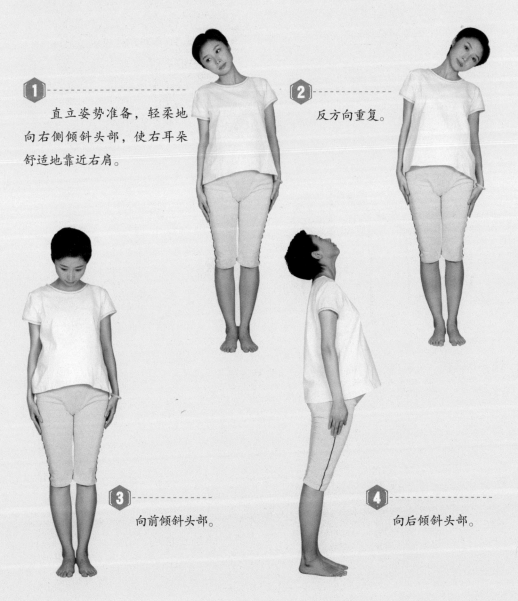

1 直立姿势准备，轻柔地向右侧倾斜头部，使右耳朵舒适地靠近右肩。

2 反方向重复。

3 向前倾斜头部。

4 向后倾斜头部。

拼捏画 燕鱼

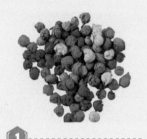

1
准备一些紫色和黄色的皱纹纸团。

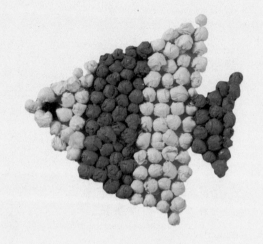

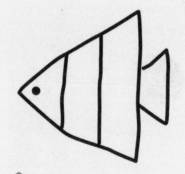

2
在一张纸上画出燕鱼的轮廓。

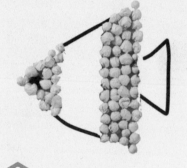

3
用黄色皱纹纸搓成的小团将燕鱼的主体部分粘满。

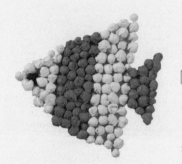

4
用紫色皱纹纸搓成的小团将燕鱼剩下的身体粘满，燕鱼就完成了。

第二节 孕34周 头部开始朝向子宫颈

胎儿的身体长度为44厘米左右，体重达到2.3千克。相对于胎儿的身体，子宫过于狭窄，所以胎儿的活动会减少，但胎儿仍然可以自由地活动身体。这个时期，大部分胎儿已经把头部朝向孕妈妈的子宫颈，开始为出生做准备。

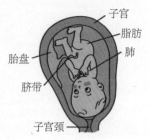

胎儿的头盖骨还比较柔软，尚未完全闭合。这种状态有利于胎儿顺利滑出产道。除了头盖骨，其他的骨骼都会变得结实。另外，皮肤上的皱褶会减少。

💡 应对孕晚期疼痛

孕晚期不时受到各种疼痛的困扰，孕妈妈可真烦恼！让我们对这些疼痛做一个大概的了解，并找出最恰当的应对方法吧！

• 腹痛 •

⚠ **生理性腹痛**

自32周之后，胎宝宝逐渐占据了子宫的空间，他的活动空间也越来越小，他偶尔还是很用力地踢孕妈妈。当他的头部撞在孕妈妈骨盆底的肌肉时，孕妈妈会突然觉得被重重一击，感到腹部有些疼痛。

⚠ **病理性腹痛**

病理性腹痛即由许多疾病引起的腹部疼痛，如胃炎、肠炎、急性阑尾炎、胎盘早剥、子宫先兆破裂及各种炎症等。

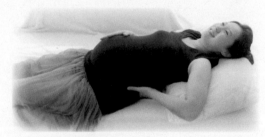

• 头痛 •

孕晚期出现头痛，如果没有明显的诱发因素，首先要测量血压，如果血压升高并伴有水肿，或者水肿不明显但体重增加明显，应警惕发生先兆子痫的可能性，必须马上就医，以防意外。

• 胸痛 •

发生于孕晚期的胸痛，可能是增大的子宫抬高膈肌所引起的，也可能是由于钙缺乏引起的。后者可适当补充一些含钙丰富的食物，或在医生的指导下服用少量钙剂；前者则要注意适当休息，饮食采用少食多餐法，避免动气大怒。

♀ 脐带绕颈不可怕

脐带的一端连在胎宝宝的腹壁脐轮处，另一端连着孕妈妈子宫内的胎盘，担负着孕妈妈与胎宝宝之间的营养传递、物质循环的重要责任。

●什么是脐带绕颈●

脐带绕颈是脐带异常的一种情况，发生概率为20％～25％，绕颈1周或2周较常见，绕颈3周及以上者少见。脐带绕颈与脐带过长、胎宝宝过小、羊水过多及胎动过频有关。

●脐带绕颈的危害●

因脐带本身有补偿性伸展，不拉紧至一定程度，不会发生临床症状，所以对胎宝宝的危害不大。如果脐带不够长，或脐带绕颈圈数过多，脐带就会勒紧而影响胎宝宝的血液供应，就会有危险了。由于脐带受到压迫，营养和氧气的供应减少，胎宝宝生长所需供应匮乏，就会生长迟缓，甚至使胎宝宝宫内窘迫。

●脐带绕颈怎么办●

1.学会数胎动，胎动过多或过少时，应及时去医院检查。

2.羊水过多或过少、胎位不正，要做好产前检查。

3.通过胎心监测和超声波检查等间接方法判断脐带的情况。

4.不要因怕脐带异常而要求剖宫产。

5.减少震动，保持左侧位睡眠姿势。

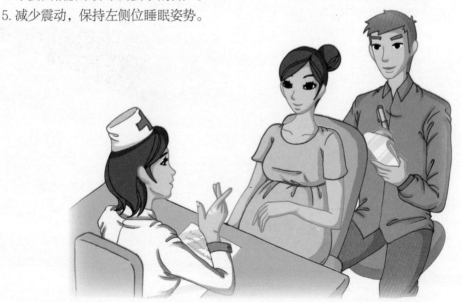

如何自我检测孕期抑郁症

怀孕后，孕妈妈的身体发生了很大的变化，其中激素的变化会引起孕妈妈情绪的改变。孕妈妈长期闲适在家，没有事情做，过多的思虑和担心，可能诱发孕期抑郁症。

•伯恩斯抑郁症清单•

美国新一代心理治疗专家、宾夕法尼亚大学的David D·Burns博士曾设计出一套抑郁症的自我诊断表——伯恩斯抑郁症清单（BDC），这个自我诊断表可帮助孕妈妈快速诊断出是否存在抑郁症。

请按符合你的情绪打分
没有0分　轻度1分　中度2分　严重3分

BDC表	悲伤	是否一直感到伤心或悲哀？	
	泄气	是否感到前景渺茫？	
	缺乏自尊	是否觉得自己没有价值或自以为是一个失败者？	
	自卑	是否觉得力不从心或自叹比不上别人？	
	内疚	是否对任何事都自责？	
	犹豫	是否在做决定时总是犹豫不决？	
	焦躁不安	是否一直处于愤怒和不满状态？	
	对生活丧失兴趣	对事业、家庭、爱好或朋友是否丧失了兴趣？	
	丧失动机	是否感觉到一蹶不振，做事情毫无动力？	
	自我印象可怜	是否以为自己已衰老或失去魅力？	
	食欲变化	是否感到食欲缺乏，或情不自禁地暴饮暴食？	
	睡眠变化	是否患有失眠症，或整天感到体力不支，昏昏欲睡？	
	丧失性欲	是否丧失了对性的兴趣？	
	臆想症	是否经常担心自己的健康？	
	自杀冲动	是否认为活着没有价值，或生不如死？	

总分：

0~4分，没有抑郁症　　　　　　　　　　5~10分，偶尔有抑郁情绪
11~20分，有轻度抑郁症　　　　　　　　21~30分，有中度抑郁症
31~45分，有严重抑郁症并需要立即治疗

🔍 平复心绪的深呼吸训练

好的呼吸方法不仅能给胎宝宝提供足量的新鲜空气，更可帮助孕妈妈在分娩过程中正确用力，保证分娩的顺利进行。因此孕妈妈需要掌握正确的呼吸方法。

•腹式呼吸训练•

❶ 仰卧腹式呼吸法

仰卧，全身放松，屈膝，双脚自然分开，双手放松在腹部两侧，双手手掌放在小腹部，拇指正对肚脐下方，小指位于耻骨上3~4指远，围成三角形。然后用鼻子深深吸气，一直到不能再吸为止。吸气时腹部要隆起，然后慢慢用嘴呼气，使腹部恢复原状。初学者可先采用屈膝姿势，这样容易感到小腹随呼吸而动。熟练后

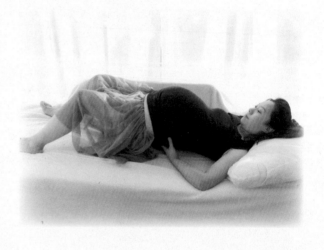

则采用平伸双腿的姿势。练习完毕，呼吸慢慢恢复成自然呼吸，同时静守小腹部片刻。然后双手搓热，摩擦面部和头部，再活动一下腿部，一般每次练1小时左右，每天3~5次。

❶ 侧卧腹式深呼吸

侧卧在床上，两膝轻松地自然弯曲，身体下方的胳膊向上弯曲，手掌放在脸旁，另一只手轻放在下腹部，然后用仰卧腹式深呼吸的方法呼气、吸气。

•日常生活训练•

❶ 抬起手臂，再放下

在散步的时候，将手臂平举到与肩同高，然后按照呼吸的节奏将手臂向上抬20厘米，再慢慢放下。

❶ 运动训练法

双脚分开站立与臀部同宽，右脚向侧面跨一大步，然后是左脚，将手放在臀部上保持平衡，在同一方向重复15秒，然后换方向重复。

🔆 名画欣赏《小园丁》

《小园丁》是俄国19世纪上半叶最杰出的肖像画家吉普林斯基的作品，他毕业于彼得堡美术学院。从他的肖像画中可以看出他豪放的笔触和熟练的油画技法。他所画的肖像都力图刻画人物的精神世界并揭示出人物个性，具有一定的浪漫情调。他注重光和色彩的处理，画面明暗对比强烈，也对人物的眼神、表情，以及所处的精神状态刻画得细致入微。

1816年吉普林斯基有机会去意大利留学，在罗马时创作了这幅《小园丁》。这是一位意大利小园丁，他手执弯刀趴在石头上歇息，睁大一双眼睛陷入深深的沉思之中，画中人物有着柔和的轮廓和富有表现力的造型。看了这幅画后观者不禁会问，他在想什么呢？

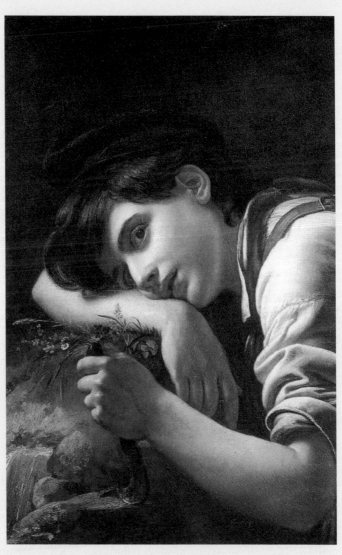

《小园丁》/吉普林斯基（俄国）

作者介绍

吉普林斯基（1782-1836），是俄国19世纪上半叶最杰出的肖像画家。他作品中的人物总是用探索或毫不在乎的眼神看着这个世界。虽然他后期的绘画逐渐失去了原有的光辉，但他仍不失为伟大的肖像画家。

第三节 孕35周 准备分娩用品

本周胎儿身长约45.7厘米，重约2.3千克，越长越胖，几乎占据了孕妈妈子宫的绝大部分空间。胎儿已经不能在羊水里漂浮着，也不能再翻跟头了。两个肾脏也已经发育完全，肝脏也能够自行代谢一些废物了。中枢神经系统尚未完全发育成熟，但是现在胎儿的肺部发育基本完成，如果在此时出生，存活的可能性为90%以上。

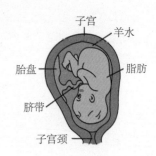

子宫
羊水
胎盘
脂肪
脐带
子宫颈

孕妈妈自我心理调适

随着子宫一天天增大，身体越来越笨重，行动不便、胃部不适、呼吸困难、腰腿疼痛等都相继出现，加之临盆日期一天天迫近，心理压力也开始加重，经常会出现一些心理变化。孕妈妈，你做好心理应对准备了吗?

• 孕妈妈的种种顾虑 •

造成孕妈妈心理压力的往往不是别人，而是自己的各种忧虑和焦躁情绪，主要有以下几种：

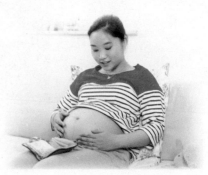

1. 胎宝宝在肚子里一天比一天大了，孕妈妈日常生活越来越不便，心里非常焦躁不安，急盼快些分娩，快点儿结束这段痛苦的日子。

2. 虽说母乳喂养对于宝宝来说是最好的，可孕妈妈总是担心这样会破坏自己优美的身材，因此在选择母乳喂养还是人工喂养的问题上举棋不定。

3. 分娩的日子很快到来，孕妈妈似乎还没准备好，为自己是否能够顺利担当妈妈这一角色而感到忧虑。

• 孕妈妈的心理自救 •

❗了解分娩，克服恐惧

这对有效地减轻心理压力，解除思想负担以及做好孕期保健，及时发现并诊治各类异常情况等均有很大帮助。这一切准备的目的都是确保母婴平安，同时这一准备的过程也是对孕妈妈情绪的安抚。

❗改变单一枯燥的生活

使自己的生活内容丰富起来，减少胡思乱想的时间。

🔆 判断羊水多与少

羊水池深度高于3厘米，低于8厘米，或羊水在8~18厘米都是正常的，偶尔一次羊水检查异常并不能说明什么问题，孕妈妈不用过于担心，多做几次复查再确诊。

•羊水的作用•

1. 缓和腹部外来压力或冲击，使胎宝宝不直接受到损伤。

2. 稳定子宫内的温度和压力，使胎宝宝在生长发育的过程中能有一个活动的空间。

3. 减少孕妈妈对胎宝宝在子宫内活动时引起的感觉或不适。

4. 在子宫收缩时，羊水可以缓冲子宫对胎宝宝的压迫，尤其是对胎头的压迫。

5. 破水后，羊水对产道有一定的润滑作用，使胎宝宝更易娩出。

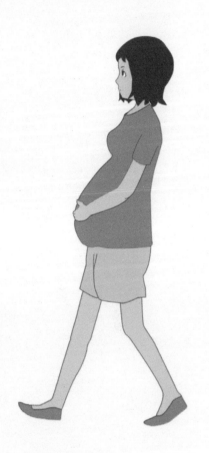

•羊水过多•

正常妊娠时的羊水量随孕周增加而增多，妊娠最后2~4周开始逐渐减少，妊娠足月时羊水量约为1000毫升，凡在妊娠任何时期内羊水量超过2000毫升的，称为羊水过多。多胎妊娠、胎宝宝畸形、胎盘或脐带病变都会出现羊水过多的情况。羊水过多有一定的危害，如并发妊娠高血压综合征、早产、胎位异常、胎膜早破等。

•羊水过少•

孕晚期羊水总量小于300毫升，则属于羊水过少。胎宝宝畸形、宫内发育受限、过期妊娠或羊膜发生病变都容易出现羊水过少现象。羊水过少会导致胎位不正、胎宝宝发育畸形、肺部发育不全，甚至导致胎宝宝肢体短缺，宫内窘迫和新生儿窒息的发生概率也较高。

如何预防

多休息，日常饮食做到低盐，在医生的指导下进行药物治疗。

◎ 选择分娩的医院

由于选择自然分娩的孕妈妈无法控制胎宝宝出生的时间，胎宝宝可能在夜间出生，而有的医院在夜间不提供麻醉服务，所以选择自然分娩的孕妈妈应该在分娩前仔细咨询。

•选择医院的类型•

❶专科医院

专业妇幼保健院的产科医生在孕妈妈孕期→产期→出院这一系列过程中循环工作，技术实力相对较高，医护人员的操作也更为熟练。

❶综合性医院

要根据家庭经济实际状况和孕妈妈的身体状况选择合适的医院。如果孕妈妈在怀孕时伴有异常现象或出现严重的并发症，可以考虑选择大型综合性医院。这种医院会为孕妈妈提供合理的妊娠指导，认真评估并密切注意孕妈妈的病情发展情况。

•选择医院考虑的因素•

❶交通是否便利

分娩时，是否能很方便地抵达医院是需要考虑的因素，最好能就近选择医院。

❶对新生儿的护理

在分娩过程中，医院是否提供胎心监护，在宝宝出生后，母婴是否同室，是否有新生儿游泳和按摩、抚触等服务，此外，还应注意针对新生儿的检查制度是否完善。

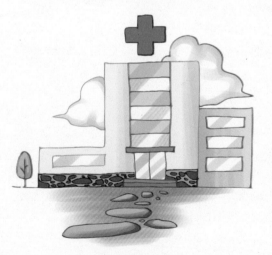

❶能否自主选择分娩方式

当准爸爸带妻子到产科待产时，应进行一次综合检查，然后决定分娩方式。决定后和医生商量应对意外情况的策略，比如要不要做阴道侧切手术，是不是在夜间提供麻醉服务等。

❶是否提倡母乳喂养

提倡母乳喂养的医院会鼓励妈妈进行母乳喂养，同时还会给予妈妈相关的指导，教妈妈哺乳的方法和乳房按摩的手法等。

补锌有助于孕妈妈分娩

分娩会极大地消耗体力，加上产后要进行哺乳，孕妈妈应该补充各种微量元素，以应对即将到来的分娩。

·如何判断是否缺锌·

通过观察指甲可以判断孕妈妈是否缺锌，如果指甲上有白斑，说明体内已经缺锌了，白斑越严重，说明缺锌越严重。观察指甲白斑只是一个粗略的判断方法，没有白斑并不代表不缺锌，想要得知更准确的结果，孕妈妈需要到医院做血锌化验。

·饮食补锌最有效·

对于大多数孕妈妈来说，通过饮食补充锌是最有效，也是最安全的方法。因此，孕妈妈在日常饮食中一定要注意补充锌元素。

孕妈妈可以经常吃些动物肝脏、肉、蛋、鱼以及粗粮，这些都是含锌比较丰富的食物。另外，核桃、瓜子、花生都是含锌较多的零食，每天最好都吃些，这样能达到较好的补锌效果。

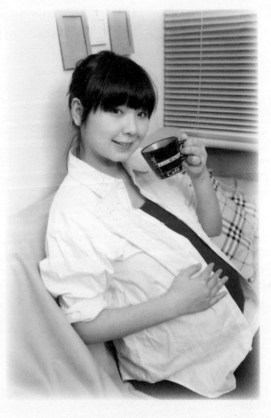

如何预防缺锌

要尽量少吃或不吃过于精制的米、面，因为小麦磨去麦芽和麦麸，成为精面粉时，锌已大量损失。

还有一种水果是非常好的补锌来源，那就是苹果。苹果不仅富含锌等微量元素，还富含脂质、糖类、多种维生素等营养成分，尤其是细纤维含量高，有助于胎宝宝大脑皮层边缘部海马区的发育，同时也有助于胎宝宝后天的记忆力。孕妈妈每天吃1~2个苹果就可以满足锌的需求量。

💡 学习拉梅兹分娩镇痛法

拉梅兹分娩镇痛法是指当阵痛来临时，将原本疼痛时立即出现的肌肉紧张经过多次练习转化为主动肌肉放松，而使疼痛减少，分为以下几个部分：

•呼吸放松•

专心地呼吸可转移对疼痛的注意力，并且可使氧气与二氧化碳浓度在体内保持平衡。分娩第一阶段用腹式呼吸，第二阶段用胸式呼吸。

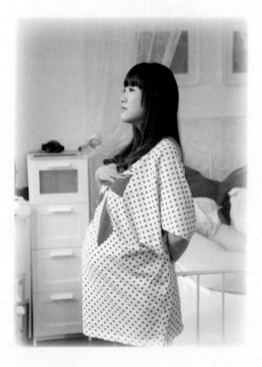

•触摸放松•

这种方式需要准爸爸的配合，他应当能够确定孕妈妈身体正在用力的部位，并且触摸这一紧张区域，使孕妈妈的注意力集中在那儿。

•按摩放松•

分娩第一期，大腿和腰部会产生酸痛或慵懒无力的现象，此时用拇指压髂前上棘或耻骨联合或双手握拳压迫腰骶部，就会显得较为轻松。在分娩的中晚期冷敷或热敷都会使疼痛的信号在通往大脑的传递途中受到抑制或削弱。

•音乐放松•

产妇在产程中将音乐作为吸引注意力的工具将会取得非常好的镇痛效果。

•伸展训练•

产前锻炼骨盆四周及骨盆底的肌肉力量，有助于增加骨盆四周、骨盆底的关节韧带的弹性，更利于胎宝宝通过产道，对孕妈妈产后康复和体形恢复也非常有益。

> **小贴士**
>
> 妊娠后期孕妈妈要进食足够的蔬果和水分，并进行适当的运动。另外，有些孕妈妈会遇上水肿问题，在饮食上要注意减少盐分的摄取。

🎵 音乐欣赏《小夜曲》

●唯美旋律●

　　《小夜曲》生动刻画了恋爱中的少女羞涩而又大胆的复杂心态，歌曲结束部分营造出一种意犹未尽的气氛，表达了少女对甜蜜爱情的向往和对幸福的憧憬。这首歌曲具有浓厚的浪漫色彩，这种调性色彩的转变是对歌曲思想情绪表达的一种有益补充。

●音乐赏析●

　　《小夜曲》是舒伯特最为著名的作品之一，选自他的声乐套曲《天鹅之歌》，它是由许多彼此没有联系的题材，采用不同诗人的诗而做成的。此曲采用德国诗人莱尔斯塔勃的诗篇谱写而成。舒伯特巧妙地将莱尔斯塔勃的诗歌与自己笔下的音乐紧密、完美地融合在了一起。

●作者介绍●

　　舒伯特，伟大的奥地利作曲家，浪漫主义音乐的开创者之一。他的作品中最著名的有《未完成交响曲》《C大调交响曲》《死神与少女》《四重奏》《美丽的磨坊姑娘》《冬之旅》及《天鹅之歌》，剧乐《罗莎蒙德》等。

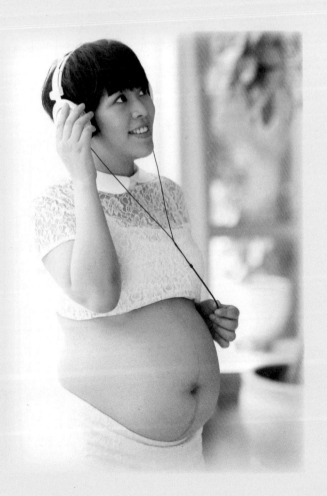

第四节 孕36周 胎儿器官发育成熟了

各器官发育成熟，等待降生时刻的到来。胎儿肺部功能基本成熟，但是还不能靠自身的力量呼吸，所以这个时期出生，还要依赖人工呼吸器。剩下的1个月内，胎儿的胎毛几乎全部脱落，仅在肩部、手臂、腿或者身体有皱褶的部位存留一些。皮肤会变得细腻柔嫩，被胎脂覆盖，便于胎儿从产道中顺利滑出。

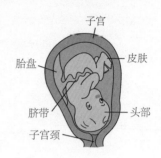

子宫
皮肤
胎盘
脐带
头部
子宫颈

谨慎预防羊水早破

羊水早破和漏尿的感觉非常相似，孕妈妈一定要注意区分，不要将两者混淆。

•羊水早破居家紧急处理•

一旦发生羊水早破，孕妈妈及家人不要过于慌张，立即让孕妈妈躺下，并且采取把臀位抬高的体位。在外阴垫上一片干净的卫生巾，注意保持外阴的清洁。只要发生破水，无论是否到预产期，有没有子宫收缩，都必须立即赶往医院就诊。在赶往医院的途中，也需要采取臀位抬高的躺卧姿势。

•预防羊水早破•

1. 坚持定期做产前检查，4~6个月每个月检查一次；7~9个月每半个月检查一次；9个月以上每周检查一次；有特殊情况随时去做检查。

2. 孕中晚期不要进行剧烈活动，生活和工作都不宜过于劳累，每天保持愉快的心情，适当地到室外散步。

3. 不宜长时间走路或跑步，走路要当心，以免摔倒，特别是上下楼梯时，切勿提重物以及长时间在路途颠簸。

4. 孕期减少性生活，特别是孕晚期，以免刺激子宫造成羊水早破。

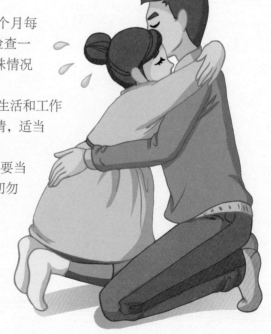

列一张宝宝专属物品清单

下表中所列举的用品只能作为参考，孕妈妈不必每样都备齐，只要准备需要用的就行。

物 品	要 求	数 量
喂养用品	奶嘴、奶瓶	各2个
	奶瓶刷	1个
	奶粉	1罐
衣着用品	纯棉衬衣	3件
	纯棉连袜裤	2件
	棉衣	2件
	纯棉袜子	2双
尿布	传统尿布（可用浅色旧棉布做）	15块
	纸尿裤	15块
床及床上用品	可移动的、栅栏较高的小床	1张
	被子、褥子（不要太厚）	各2床
	毛巾被、小棉垫	各1条
洗浴用品	澡盆、脸盆	各1个
	大浴巾	1条
	小方毛巾	3条
	胎宝宝香皂	3块
	痱子粉	1盒
药品和医疗器械	75%酒精、2%碘酒（处理脐部及一般伤口）	各1小瓶
	消毒纱布	1盒
	绷带	5~10块
	消毒棉签	1包
	体温计	1支
	镊子（用以钳棉花和奶瓶）	2把

🔆 不必恐惧会阴侧切术

分娩时的阵痛会掩盖会阴切开时的疼痛，再加上局部麻醉的作用，孕妈妈基本不会感到疼痛。在切开之前，医生会告知孕妈妈。

•关于会阴侧切术•

阴唇和肛门之间的部位是会阴。通常只有2~3厘米长，但分娩时，在激素的作用下将会阴拉伸至约10厘米长。初次分娩时，拉伸会阴是相对困难的，为了使胎宝宝顺利出生，并防止产妇会阴撕裂，保护盆底肌肉，医生通常会在分娩过程中在产妇会阴部切一个斜形切口，这就是很简单的会阴侧切术。

•会阴侧切的术后护理•

吃止痛片是最直接的止痛办法，也可以采取一些物理疗法让伤口尽快恢复：

1. 保持伤口干燥：如厕、洗完澡后，用脱脂棉或清洁的面纸轻拍会阴部，保持伤口的干燥与清洁。

2. 切忌用力：不要用力解便，以避免缝合的伤口裂开。

3. 避免性行为：产后6周内，应该避免性行为的发生。

4. 肿痛可用优碘：裂伤较严重且伤口肿痛者，可以在水中加入优碘坐浴，或用烤灯加快复原速度。

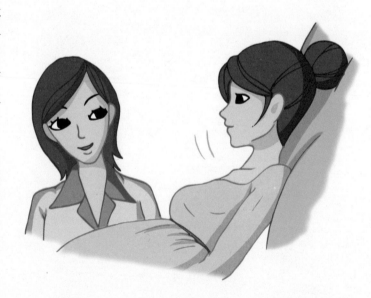

🔅 顺产如何避免会阴侧切

面对会阴侧切，孕妈妈只能被迫接受吗？答案是否定的。只要孕妈妈经常进行会阴按摩，以此增强肌肉组织的弹性和柔韧性，会阴侧切在很大程度上是可以避免的。

● 孕期做足准备，按摩会阴 ●

医生决定采用侧切，很大一部分理由就是避免产妇的会阴撕裂。事实上，只要在妊娠大约32周的时候，每天进行会阴的按摩和锻炼，来增强肌肉组织的柔韧性和弹性，就可以避免会阴侧切手术。

● 学习按摩手法 ●

1. 把一面镜子放在会阴的前面，面朝会阴部。这样就可以清楚地看见会阴周围肌肉组织的情况了。

2. 选择一些按摩油，如纯的菜籽油，或者水溶性的润滑剂，用拇指和示指把按摩油涂在会阴周围。

3. 把拇指尽量深地插入阴道，伸展双腿。朝直肠的方向按压会阴组织。轻柔地继续伸展会阴口，直到觉得有些轻微的烧灼或刺痛的感觉。

4. 保持这种伸展，直到刺痛的感觉平息，然后继续前后轻柔地按摩阴道。

5. 按摩过程中，在阴道里勾起拇指，并且缓慢地向前拉伸阴道组织，分娩时宝宝的头也会这样出来。

6. 最后，前后轻柔按摩拇指和示指之间的肌肉组织大约1分钟。

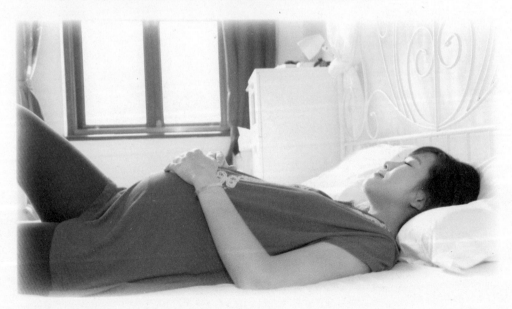

💡 正确对待分娩痛

分娩会很疼，但孕妈妈越害怕疼痛，这种担心和紧张越会导致肌肉的紧张和拉扯力量的加剧，反过来又加重疼痛。所以要学会放松，正确地看待分娩疼痛，会有助于缓解紧张的情绪，从而缓解疼痛。

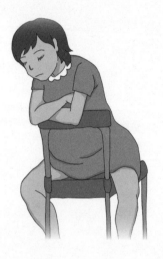

•分娩疼痛表现不一•

分娩只是一个生理过程，孕妈妈在临盆时，体内支配子宫的神经感觉纤维数目已很少了，一般不会产生强烈的痛觉。客观地说，分娩是有痛觉的，因为在分娩过程中，会牵扯子宫邻近的某些组织器官，产生局部痛感。体力劳动者平时活动量大，分娩时比较顺利，痛感也相应较轻。脑力劳动者或平时活动少的孕妈妈，常常因极度紧张和恐惧而加剧疼痛感。

•需要疼痛多长时间•

顺利分娩的过程就是孕妈妈的产力、产道与胎宝宝身体的径线相互适应的过程。只有经过了长时间的疼痛，才能让产道的"大门"慢慢打开。一般来说，初产妇的宝宝通过妈妈的产道需要12~16小时，而经产妇则只需要8~12小时。

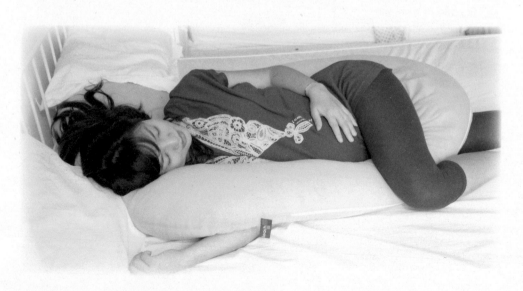

💡 插花生活　马蹄莲

　　孕妈妈可以一边播放清新的音乐，一边学着制作花艺。尤其是当孕妈妈感到心情烦躁时，给自己营造一个美好的环境十分重要。暂时忘掉那些不愉快吧！亲手插出唯美的小花，让身边的人和胎宝宝都感受到这份艺术魅力吧！

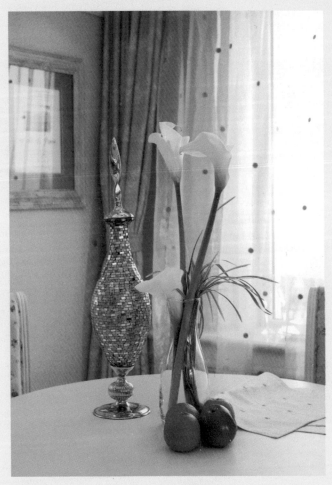

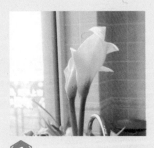

1 先放入两枝最长的马蹄莲。

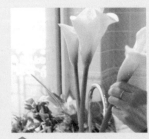

2 再将一枝短一些的马蹄莲顺瓶口轻轻插入，花头至瓶口处。

3 插入兰花草并加以调整，使其起到固定三枝主花的作用。

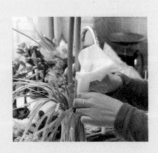

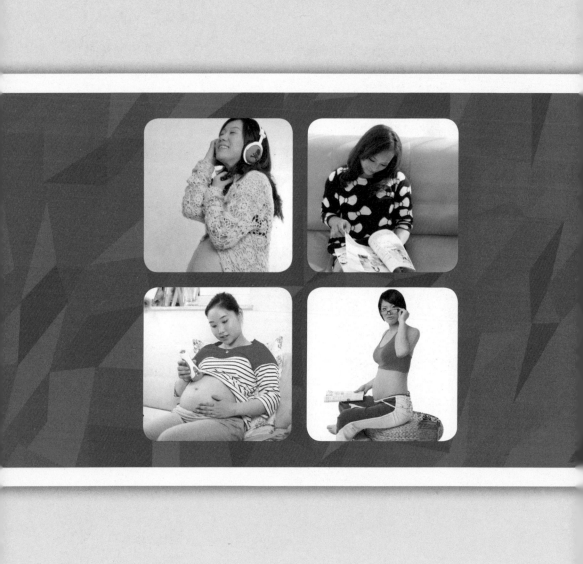

PART 10

孕10月·
终于等到这一天了

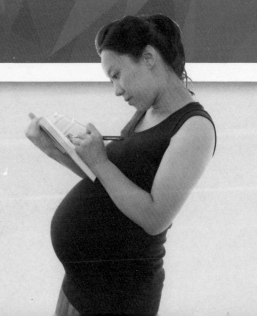

第一节 孕37周 胎儿形成免疫能力

胎儿不能独立生成抗体，所以尚未具有抵抗外部细菌的自我保护能力。但孕妈妈可以通过胎盘供给胎儿抗体，使刚出生的婴儿在一定时间内不会罹患感冒、腮腺炎、麻疹等疾病。胎儿出生后，会继续通过母乳得到抗体，慢慢形成自身的免疫能力。

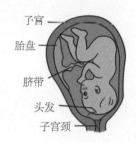

子宫
胎盘
脐带
头发
子宫颈

坐骨神经痛的来袭

对孕妈妈来说，做母亲的期待无疑是一种美妙的感觉，然而在十月怀胎的过程中，孕妈妈可能或多或少地遭遇这样那样的疼痛。当看到宝宝平安降临的那一瞬间，一切的付出都是值得的。

如果胎头压在孕妈妈的坐骨神经上，孕妈妈就会有疼痛、麻木，甚至伴随着针刺样的感觉，刚开始可能是在臀部，后来会放射到大腿。然而随着胎宝宝体位发生改变，疼痛也许会突然消失，这种现象就是坐骨神经痛。

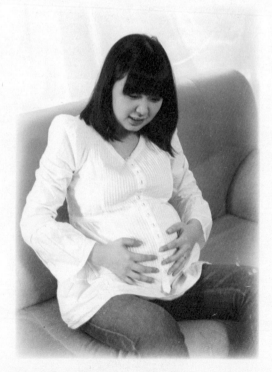

●劳逸结合防疼痛●

预防坐骨神经痛的关键在于劳逸结合，就是尽量让自己舒服。避免做剧烈的体力活动，尤其在临产前的几个月，再勤快的孕妈妈，这时也要学会"偷懒"。

平时最好采用侧卧位睡觉，仰卧时也要在膝关节下面垫上枕头或软垫；不要走太多的路，即使去公园，每次散步半个小时就可以了，更不能长时间逛商场，此外，千万不能穿高跟鞋。坐公交车、地铁时别害羞，主动向年轻人要座位，周围的人一定会支持你。天气过热时最好坐出租车出行，办公室冷气太冷时孕妈妈一定要保护好自己的双足和双腿，双足和双腿着凉可能诱发坐骨神经痛。

你是高龄产妇吗

虽然高龄产妇所怀的宝宝先天愚型和畸形等先天异常的发病率要相对高一些，但80%～90%的高龄初产妇，还是会生出健康的新生儿，所以做好孕期检查对于高龄产妇来说非常重要。

•如何界定高龄产妇•

现在医学上把年龄超过35岁才第一次分娩的产妇称为高龄初产妇。

•高龄产妇易发病症•

❗容易发生难产

随着年龄的增大，柔软的阴道弹性会降低，特别是子宫颈管会逐渐变得较难张开；同时，子宫肌肉的收缩力也会减弱。另外，年纪越大，阵痛也越弱，分娩时间会较长，这些情况都容易造成难产。年龄大的不利影响，并不仅限于初产妇，经产妇也可能发生同样的情况。

❗易发生妊高征

由于高龄产妇的身体调节能力减弱，应对各种变化，机体负担的能力也相应减弱，易发生妊高征及其他妊娠并发症，发生后应对能力也较弱，易使母婴健康分别受到一定影响。

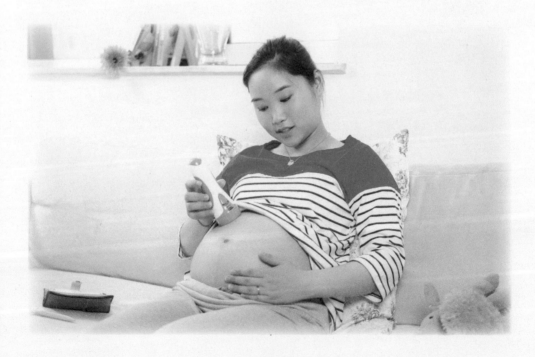

💡 分娩产程

•分娩的进程•

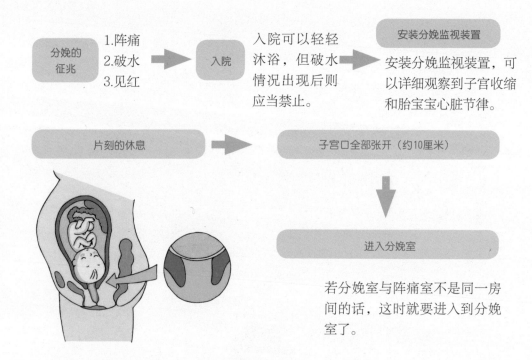

| 分娩的征兆 | 1.阵痛 2.破水 3.见红 | → | 入院 | 入院可以轻轻沐浴，但破水情况出现后则应当禁止。 | → | **安装分娩监视装置** 安装分娩监视装置，可以详细观察到子宫收缩和胎宝宝心脏节律。 |

片刻的休息 → **子宫口全部张开（约10厘米）**

↓

进入分娩室

若分娩室与阵痛室不是同一房间的话，这时就要进入到分娩室了。

•分娩第一期•

在第一期中，子宫收缩每隔5~10分钟发生一次，每次持续30~60秒，被称作准备期；2~4分钟一次，持续45~60秒收缩，痛感变得强烈的过程被称作进行期。在进行期时，会感到痛不可耐，甚至呼吸困难，但还是尽量在呼吸法辅助下进行深呼吸，放松身心，保持良好状态。这时，宝宝按照阵痛的节奏，顺着骨盆往下去，使子宫口逐渐张开。

• 阵痛缓解方法 •

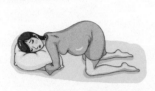

抱住枕头放松。

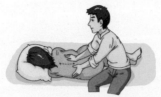

按摩背部和腹部。

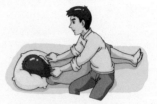

用手掌进行全身按摩。

• 分娩第二期 •

　　子宫口张到10厘米或是全开，到宝宝从母体中娩出叫作分娩第二期。随着阵痛的波动，弓起背来，收着上下颌，憋住气，在肛门处向外使劲。阵痛的波动缓和时，停止使劲，全身放松。宝宝的头出来后又缩了回去，这种状态叫作排临状态。再使一把力，会阴就会完全伸展，可以完全看到宝宝的头部，这叫作发露。在这时停止憋气使劲，换成浅浅的短短的呼吸。宝宝的头部完全露出后，两肩也会先后出来，然后就全身脱离母体了。

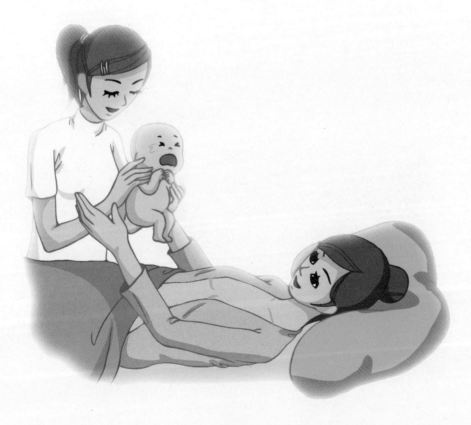

•分娩第三期•

宝宝出生后，阵痛的感觉一瞬间就消失了，几分钟后又出现轻微的阵痛。这时，完成使命的胎盘随着子宫的收缩向外排出。

•产后妈妈要做的事•

⚠ 导尿

在产后有尿意时，插入导尿的细管导尿。没有尿意的话，在出院前也要进行导尿处置。

⚠ 产后检查

胎盘排出后，检查子宫中有无残留物，产道是否受损。此外，检测血压、脉搏和心跳。

⚠ 产床专用卫生巾

将腹部用消毒棉清洁后，用产床专用卫生巾卷起腹带。

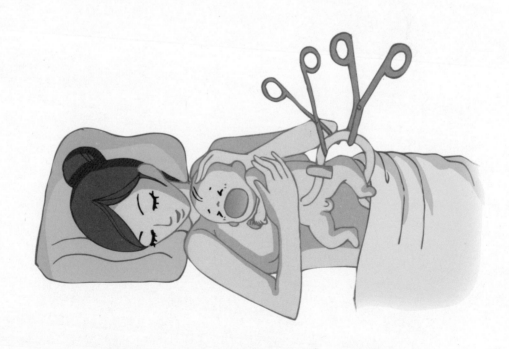

🖉 粘贴画手工　美丽的蝴蝶

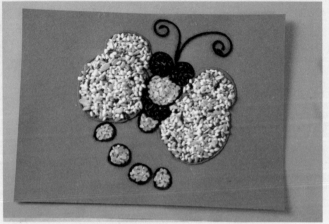

1 - - - - - - - - - - - - - - - - - -
取一张彩色卡纸作
为底板。

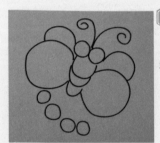

2 - - - - - - - - - - - - - - - - - -
在卡纸上用画笔画
出蝴蝶的图案。

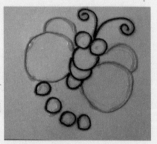

3 - - - - - - - - - - - - - - - - - -
用胶水将毛线按图
案粘贴。

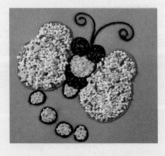

4 - - - - - - - - - - - - - - - - - -
将卡纸上涂抹一些
胶水，将米粒粘贴好，
蝴蝶就完成了。

第二节 孕38周 已是"足月儿"

身高有50厘米左右，体重达到3.2~3.4千克。胎便是由胎儿肠道内掉落物和胎毛、色素等物质混合而成的。一般情况下，在分娩过程中被排出，或者胎儿出生后几天内变成大便排泄到体外。

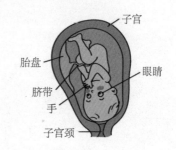

子宫
胎盘
眼睛
脐带
手
子宫颈

💡 准备孕妈妈待产包

不要担心待产包里的东西准备得不够，即使缺一两样，让家人临时准备也是来得及的。

物 品	要 求	数 量
妈妈用品	哺乳式文胸	2~3件
	开襟睡衣、外衣	各1套
	防溢乳垫	1盒
	束腹带	1条
	内裤	3~5条
	吸奶器	1个
	毛巾	3条
	纱布、卫生纸	若干
	产妇卫生巾	1包
	水盆	2个
	牙具、餐具	各1套
	护肤品	1套
宝宝用品	包被	1条
	宝宝衣服	2套
	围嘴	2个
	奶粉	1袋/罐
	奶瓶	1个
	奶瓶消毒器	1套
	纸尿裤、宝宝专用湿巾	各1包
	护臀霜	1支

自然分娩好处多

自然分娩时有仰卧、侧卧、半坐、站立、蹲等多种姿势，但还是要以孕妈妈感觉舒适且能用上力的姿势为准。

•自然分娩对妈妈的好处•

1. 胎宝宝经过阴道娩出时，孕妈妈腹部阵痛会刺激垂体分泌一种叫作催产素的激素，这种激素不但能促进产程的进展，还能促进产后乳汁的分泌，同时促进母子感情。

2. 自然分娩虽经过十余小时的产痛，但宝宝一生出，立刻觉得十分轻松，很快能下地活动，大小便自如，饮食、生活也很快恢复正常，可以有充沛的精力照顾宝宝。

3. 自然分娩住院时间短，母婴产后最多3天就可出院，方便家人照顾，更有利于产后恢复。

•自然分娩对胎宝宝的好处•

1. 自然分娩时子宫收缩，会促使胎宝宝肺部迅速产生一种叫作肺泡表面活性物质的磷脂，使宝宝出生后肺泡有弹力，容易扩张，能很快建立自主呼吸。

2. 自然分娩时母体会把免疫球蛋白G传给胎宝宝，因此，顺产的新生儿往往比剖宫产的新生儿具有更好的免疫功能。

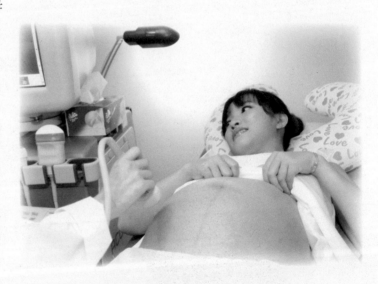

3. 胎宝宝在产道内受到痛觉、味觉和触觉的锻炼，可有效促进前庭功能和大脑的发育，对将来的性格形成和运动、智能的发育都有好处。

🔘 可能无法避免的剖宫产

有些孕妈妈选择剖宫产仅仅是因为害怕疼痛，完全不考虑可能带来的后果。剖宫产毕竟是一种手术，对身体的伤害很大，所以能避免要尽量避免。

● 剖宫产对孕妈妈的影响 ●

1. 剖宫产比自然分娩失血量大。

2. 手术过程中可能会损伤子宫或其他脏器，手术后容易引起伤口感染。

3. 术后恢复较慢，容易出现盆腔内组织粘连、腹腔感染等情况，而且官外孕和泌尿生殖系统疾病的发病率也较高。

4. 手术后子宫会留下瘢痕，如果再次怀孕，很容易发生破裂。

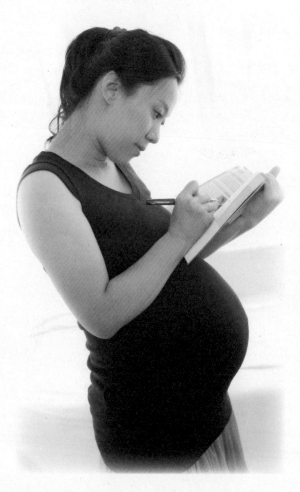

● 这些情况需要进行剖宫产 ●

1. 35岁以上的初产妇。

2. 产道异常，如骨盆畸形、骨盆狭窄、骨盆与胎头不相称等。

3. 重度妊娠并发症，如妊娠高血压综合征、妊娠糖尿病、心脏病、慢性肾炎等。

4. 临产前宫缩无力，使用催产素无效，或产前发生严重出血。

5. 产程迟滞（超过20小时）或停止，胎宝宝从阴道娩出困难。

6. 胎宝宝过大、胎位不正或官内窘迫、缺氧，经治疗无效。

🔅 了解无痛分娩

我们通常所说的无痛分娩，在医学上其实叫作分娩镇痛。是用各种方法使分娩时的疼痛减轻甚至消失。目前使用的分娩镇痛方法通常有两种：一种是药物性的，另一种是非药物性的。

●无痛分娩的种类●

❶电击镇痛

通过贴在皮肤上的电极向表皮神经发出间歇性刺激，从而阻断疼痛信号向大脑的传递，达到镇痛效果。这种方法很方便，从分娩一开始就可以使用，对产妇和宝宝都无不良影响，但镇痛效果相对较差。

❶硬膜外麻醉

硬膜外麻醉是医生在产妇的腰椎硬膜外腔放置药管，药管中麻醉药的浓度大约只有剖宫产的1/5，所以安全性很高。一般麻醉10分钟左右，疼痛就开始降低，是目前大多数医院普遍采用的镇痛方法。

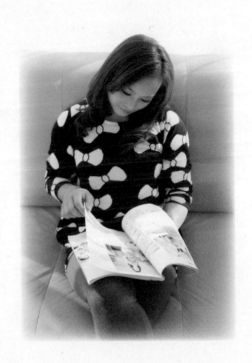

●不是所有孕妈妈都适合无痛分娩●

有以下情况的孕妈妈不适合无痛分娩：

1. 产前出血。

2. 低血压。

3. 患有败血症、凝血功能障碍。

4. 背部皮肤感染，腰部感染，让麻醉无法实施。

5. 有心脏病且心功能不全的产妇。

6. 有胎位不正、前置胎盘、胎心不好、羊水异常、产道异常、胎宝宝发生宫内缺氧等情况。

💡 趣味猜谜语

● 谜题 ●

1. 一物真奇怪，肚下长口袋，跑得不快跳得快。
2. 不走光跳，吵吵闹闹，吃虫吃粮，功大过小。
3. 凸眼睛，阔嘴巴，好像一朵大红花。
4. 远看是颗星，近看像灯笼，到底是什么，原来是只虫。
5. 白天总睡觉，晚上忙不停，打猎一辈子，只在屋里行。
6. 沙漠一只船，船上载大山。
7. 小小一条龙，胡须硬似鬃，活着没有血，煮熟满身红。
8. 小姑娘，穿红袄，专吃蚜虫本领高。
9. 身披绿棉袄，唱歌呱呱叫，田里捉害虫，丰收立功劳。
10. 前有毒夹，后有尾巴，全身二十一节，中药铺要它。
11. 叫马不像马，长个宽嘴巴，天天下河塘，从不捉鱼虾。
12. 身穿黑缎袍，尾巴像剪刀，冬天向南去，春天回来早。

● 谜底 ●

1. 袋鼠。
2. 麻雀。
3. 金鱼。
4. 萤火虫。
5. 猫。
6. 骆驼。
7. 虾。
8. 七星瓢虫。
9. 青蛙。
10. 蝎子。
11. 河马。
12. 燕子。

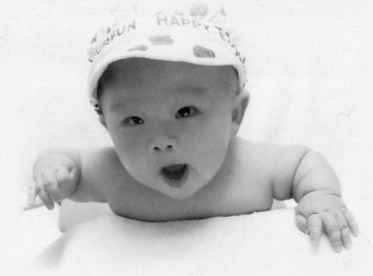

第三节 孕39周 离分娩越来越近了

本周胎儿的脂肪层还在加厚，这会帮助胎儿在出生后控制体温。胎儿可能已经有50厘米长，体重在3.2～3.4千克。身体的各器官都已经完全发育成熟，并各就其位了。外层皮肤正在脱落，取而代之的是里面的新皮肤。这周胎儿安静了许多，不过妈妈不要担心，这是因为胎儿的头部已经固定在骨盆中了，正在为出生做最后的准备呢。

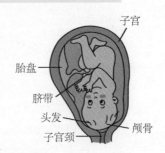

待产过程中孕妈妈要做的事

当出现了分娩的信号之后，孕妈妈就需要进入下一个阶段，开始准备待产。那么，孕妈妈需要做哪些事情呢?

•待产时少食多餐•

初产妇的平均产程为12小时，少数产妇的总产程可达到16～20小时。因此，孕妈妈在待产过程中既不能过于饥渴，也不能暴饮暴食，应少量多次进食，吃高热量易消化的食物，并注意摄入足够的水分，以保证有充沛的精力及体力在胎宝宝娩出过程中用力。

•按时排尿和排便•

临产时，产妇每2～4小时小便一次，以免膀胱充盈，影响子宫收缩及胎头下降。特别强调在第一产程早期按时排解小便。这是因为第一产程早期占整个产程的时间最多。如果在此期间未按时解小便，到第一产程晚期，由于胎头下降压迫膀胱，造成排尿困难，常需通过导尿来排空膀胱，容易造成泌尿系统感染。由于在第一产程初期进行过洗肠，产妇一般不存在排便困难。

•保持适度的运动和休息•

临产时，若孕妈妈宫缩不强，未破膜，可在室内适量活动，这有助于促进产程进展。初产妇在宫口接近全开或经产妇宫口开大4厘米后，则应卧床待产，以左侧卧位为好。精神紧张及宫缩频繁的产妇，应做深呼吸，千万不可大喊大叫，以免消耗体力。

小贴士

带着沉重的思想负担进入产房会使孕妈妈大脑皮层形成兴奋灶，抑制垂体催产素的分泌，使分娩不能正常进行。其实只要宝宝平安降生，生男孩还是女孩都一样。千万不要对宝宝的性别过分地期盼，一旦事与愿违，可能成为产后出血的诱因。

🔅 临产前的准备运动

　　临产前，既需要备齐入院的物品，又要兼顾自身的身体状况，真是忙做一团。但是不管有多忙，也要稍微活动一下，做一些简单的小动作，这样可以帮助分娩顺利进行。

●有效的产前运动●

　　孕妈妈一般都忽略产前运动，认为产后运动才最重要，能够早日恢复美好的身材。其实，适量的产前运动可帮助孕妈妈松弛肌肉和关节，而呼吸控制的练习，可促使产程顺利进行。下面介绍几种产前运动方法。

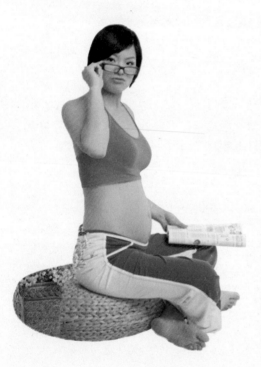

！腰部运动

目的：分娩时加强腹压及会阴部的弹性，使胎宝宝顺利娩出。

动作：手扶椅背慢吸气，同时手臂用力，脚尖立起，使身体向上，腰挺直，下腹部紧靠椅背，然后慢慢呼气，手臂放松脚还原，早晚各做5~6次。

！腿部运动

目的：加强骨盆附近肌肉及会阴部弹性。

动作：手扶椅背，右腿固定，左腿做360°转动（画圈），做毕还原，换腿继续做，早晚各做5~6次。

！闭气运动

目的：在分娩时子宫口开全后做，此运动可加强腹压，助胎宝宝较快娩出。

动作：平躺深吸两口气，努力把横膈膜向下压，如解大便状（平时在家练习时勿真的用力），早晚各做5~6次。

💡 准爸爸助产，孕妈妈放松减压

陪产时准爸爸要表现得沉着、冷静、有耐心，并且及时和医护人员沟通，这样才能对孕妈妈的自信心起到积极的推动作用。

●脖子减压●

孕妈妈仰卧在床上，丈夫双手轻柔地托起孕妈妈的脖子，然后慢慢放下，反复进行数次。

●肩部减压●

孕妈妈挺直腰背站立，双脚与肩同宽，肩部尽量向上耸起，然后缓慢放松落下，反复进行数次。

●背部减压●

孕妈妈侧卧在床上，丈夫用双手在孕妈妈背部沿着脊柱由上而下地滑动。注意力道应适中，太强的力道会使孕妈妈肌肉紧张，太弱又会使孕妈妈感到酥痒。

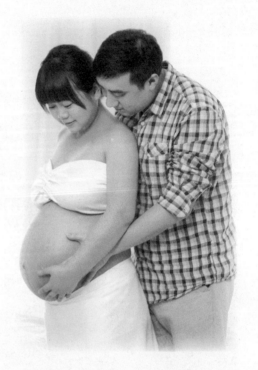

●腹部减压●

让孕妈妈盘腿坐在地上或垫子上，丈夫坐在她身后，将手放在孕妈妈的腹部，轻轻地绕着腹部画圆，用手指做腹部按摩。

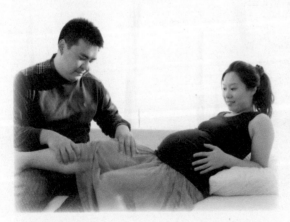

●大腿减压●

孕妈妈仰卧在床上，丈夫用手指在孕妈妈的大腿内侧画圆，反复进行数次。一只手握住孕妈妈的一条腿的膝盖，另一只手握住脚踝，按照膝盖关节运动的方向将孕妈妈的腿反复屈曲、伸直，另一条腿做重复的动作。

名画欣赏《小淘气》

《小淘气》是威廉·阿道夫·布格罗的作品。威廉·阿道夫·布格罗是19世纪上半叶至19世纪末法国学院派艺术绘画的最重要人物。布格罗追求唯美主义，擅长创造美好、理想化的境界。孕妈妈看到这幅画，也会情不自禁地联想自己未来的宝宝，会不会也像画中的小淘气一样顽皮、可爱。

●走进绘画●

《小淘气》中的画面表现的是妈妈将孩子从栅栏上抱下来的一瞬间。孩子粉红的脸庞，在周围墨绿的浓荫中，让整个画面显得极其生动，正对着画面，像天使一般美丽；母亲把脸庞侧面留给观赏者，留下巨大的想象空间。母亲与孩子对视的那一瞬间，正是心灵的无声交流。

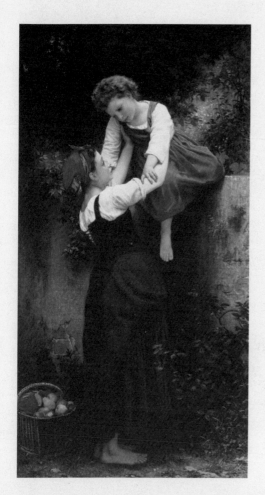

●唯美视觉●

布格罗的作品已经完全摆脱了古典主义手法的束缚，从生活出发，表达一种博爱的人性思想。他强调形式之美，关注母爱，善于运用幻想的方式，注重女性美感的塑造。因此，这种完美的风格吸引了大批艺术追随者，他一生获得多项殊荣，成为当时法国最著名的画家。

《小淘气》
威廉·阿道夫·布格罗（法国）

第四节 孕40周 结束所有的辛苦等待

胎儿身体长度在50厘米以上，体重大约3.4千克。

胎儿为了从狭窄且弯曲的产道里挤出，也在不停地转动身体、变换姿势，并且不停地运动。

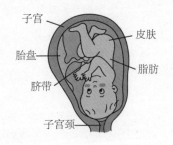

子宫
皮肤
胎盘
脂肪
脐带
子宫颈

💡 易被忽略的临产信号

一旦受精卵在子宫里"落户"，孕妈妈身体里就充满了激素，使胎宝宝能够安心成长。子宫的肌肉放松下来，变得柔软，为胎宝宝创造了一个能伸展的"摇篮"。

● 子宫张开与阵痛的关系 ●

强烈的阵痛和子宫口的开合有着相辅相成的关系。子宫口打开但是阵痛很弱，胎宝宝不会降生。阵痛变强但是子宫口没有打开，胎宝宝更不会降生。只有两个方面同时进行才会促进胎宝宝娩出。

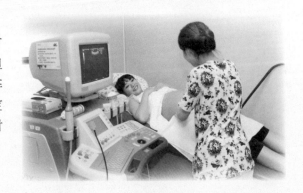

● 如何对付阵痛 ●

面对节奏越来越快的阵痛，不能恐慌。在这里为孕妈妈介绍一些对付阵痛的方法：

❗ **盘腿坐打开骨关节**

双脚相对，双手放在膝盖上，这样不仅可以缓解阵痛，还可以打开盆骨关节，使胎宝宝顺利产下。

❗ **抱住亲人**

坐在自己的脚上，双手抱住亲人的头。这样可以放松心情。

❗ **抱住椅子靠背坐着**

像骑马一样坐在椅子上，双腿分开，双手抱住靠背，低头。如果医院有能摇晃的椅子，前后摇动，可以缓解疼痛。

❗ **扭腰**

慢慢地扭腰可以促进分娩、缓解阵痛。双脚分开与肩宽，一边深呼吸、闭上眼睛，一边唱歌，左右大幅度地慢慢扭腰。

●什么是见红●

胎宝宝在腹部有了动静，想要挣扎着脱离母体，包裹着胎宝宝的羊膜摩擦着子宫的内壁（特别是胎宝宝头部的位置是很容易出血的区域），摩擦会导致子宫内壁破裂出血，这就是人们常说的"见红"。

❶ 见红不是要分娩了

每个人的生理情况不同，见红只是阵痛将要开始的征兆，见红出现后4～5天内才会分娩。特别是第一次分娩的孕妈妈，见红后不会马上就分娩的，要保持好的心情，积极、耐心地等待，正常进食，保证睡眠，保持体力。

❶ 出血和见红的区别方法

是否为黏稠的状态：见红时流出的血混合着黏液，而出血不混合黏液。

是否疼痛：若疼痛十分强烈，可能有特殊情况，应马上去医院检查，如果不能动，要叫救护车。

是否能马上止住：出血后1～2天内还没有停止，就要尽早去医院检查是否是由于其他原因引起的。

出血量是否很多：如果比月经出血量多，并且用卫生巾的量比平时多的话，就要马上和医院联系。

●破水才是要分娩了●

破水就是包裹胎宝宝的子宫内羊膜破裂后，羊水从阴道流出。破水是分娩的必要条件。

前期破水：是指没有任何预兆，羊水就像尿液一样流出来。前期破水的时候应预防发生下列并发症：脐带脱出、感染发炎、胎盘剥离、早产。其中脐带脱出最危险，但发生的概率只有0.3%～0.6%。

高位破水：因为接近子宫底部的地方破了，只有少量的羊水流出，流出的一瞬间和尿液是很难区分的。和尿液不同的是孕妈妈无法自己控制羊水排出，如果感到"有什么东西"排出来了，就要尽早地去医院诊察。

❶ 破水后不能做的事

不许洗澡：为防止细菌感染胎宝宝，不要入浴，直接去医院。

不要慌乱：乱中容易出错，一定要告诉自己，"破水是分娩必须经过的过程之

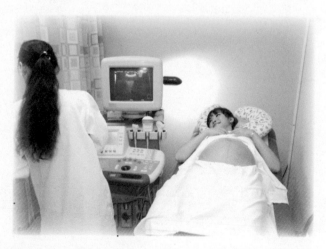

一，我一定能行"，每个人的情况是不一样的，在什么时间段破水，因人而异，因此不必慌张。

● 腰酸腹胀 ●

在产期来临时，孕妈妈由于胎宝宝先露部位下降压迫盆腔膀胱、直肠等组织，常常感到下腹坠胀，小便频、腰酸等。

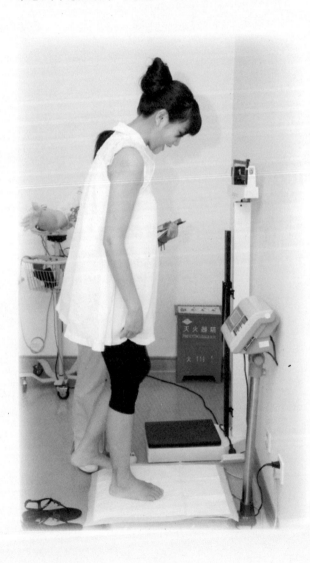

● 宫缩次数增多 ●

更频繁、更强烈的子宫收缩，可能表明已进入临产前期了。在这个过程中，子宫颈成熟了，已经准备好进入真正的分娩。这期间，有些孕妈妈会经历类似月经期的绞痛。有时候随着真正分娩的临近，宫缩会变得相对疼痛起来，而且每隔10~20分钟就会发作一次，让你觉得自己是不是马上就要生了。但是如果收缩没有变得更长、更剧烈、一次与一次之间的距离更接近，那么你所感觉到的可能是"假临产"。

● 胎头下降 ●

在分娩开始前的几周内，孕妈妈可能会体验到一种"胎宝宝下坠"的感觉。这时候孕妈妈也许会感到骨盆部位的压迫感加重，并注意到胸廓下方的压力减轻，呼吸更顺畅，腹部比以前舒服多了，食量也有所增加。

💡 听懂助产医生的话

以前不常听说的分娩用语，如果在分娩的过程中突然听到医生说会不明白，所以在这里事先讲解一下，让孕妈妈有心理准备。

•分娩用语集锦•

❗会阴侧切

会阴延伸将要裂伤或者胎宝宝的情况变坏的时候，为尽早娩出胎宝宝，这时用剪刀将会阴部切开，进行局部麻醉，产后缝合。

❗恶露

产后，包裹胎宝宝的羊膜和子宫内膜在分娩时出的血和残留物一起排出来。产后当天还会有大量的血流出，之后减少，颜色由茶褐色变为黄色，最后变为白色，一个月后复诊就会没有了。

❗人工破膜

临近分娩，子宫口将要打开的时候，包裹胎宝宝的羊膜破裂，羊水流出。这时如不能自然破水，医生会用小镊子弄破羊膜，这叫人工破膜。

❗过度换气综合征

过度换气综合征，引起身体内氧气量增加，会导致头脑发木、手脚发麻，容易引起急促呼吸。

❗骨产道

软产道（子宫颈管，阴道部分）和骨产道一起被称为产道。骨产道因为有骨头，在分娩的时候不易扩张。根据骨盆的形状，内径的宽度，胎宝宝头的大小，来判断是否需要剖宫产。

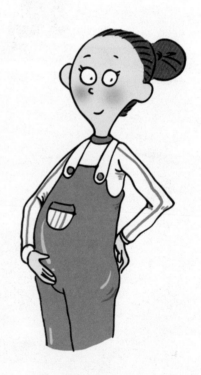

♫ 音乐欣赏《水上音乐》

《水上音乐》是著名的英籍德国作曲家乔治·弗里德里希·亨德尔所作。它以优美的旋律、轻巧的节奏而流传于世。全部组曲演奏时间长达1小时，目前已很少有人演奏它的全部，常常被演奏的是《G大调第一圆号组曲》。

•作者介绍•

乔治·弗里德里希·亨德尔（1685-1759），出生于德国哈勒城的一个小市民家庭，是著名的英籍德国作曲家。他少年时期曾跟随当地风琴师、作曲家学习音乐，后来担任了哈勒礼拜堂的风琴师，并开始创作。

1703年，乔治·弗里德里希·亨德尔迁居汉堡，并担任了汉堡歌剧院的提琴师。1705年，他的歌剧作品《阿尔米拉》和《尼罗》在汉堡歌剧院上演并获得成功。1706-1710年，乔治·弗里德里希·亨德尔在当时的世界歌剧中心——意大利四处游历，广泛接触了意大利的音乐文化，开阔了艺术眼界。

他从18世纪30年代开始创作清唱剧，他的清唱剧使用英文歌词，是一种为英国观众而写的新型作品，经过了十多年时间，才受到普遍欢迎。

•走进音乐•

音乐中碧波荡漾的泰晤士河呈现在眼前，朴实优美，又富有韵味。音乐虚实结合，意境幽远，明快的节奏和清晰的旋律线条，具有豪爽自信的气质，而中间部分则柔美抒情。在曲目的最后，又给人一种坦然自若，逍遥自在的感觉。

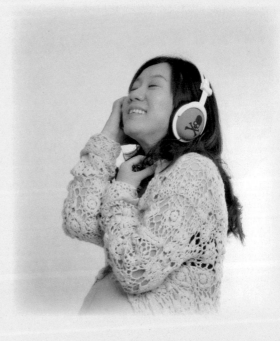

•聆听旋律•

这首巴洛克风格的乐曲特别适合孕妈妈在疲劳时听，它能使孕妈妈尽快消除疲乏，充分体验轻松柔美的音乐境界。